Einleitung

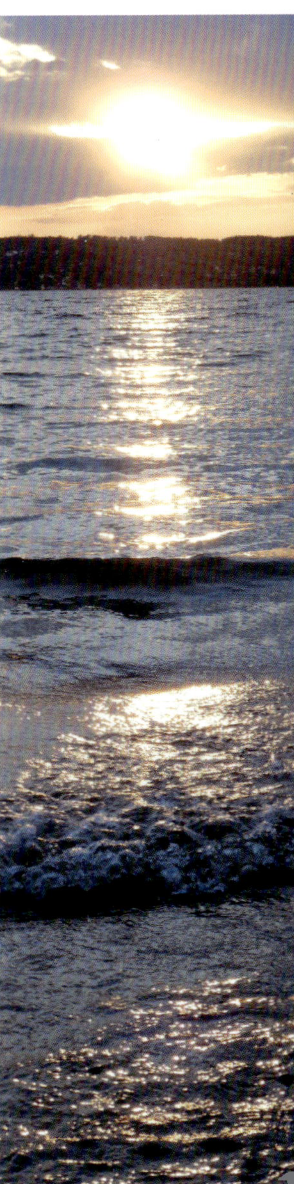

Licht ist für die meisten Lebewesen auf diesem Planeten unentbehrlich. Über die Photosynthese werden zum Beispiel wesentliche Stoffe unserer Ernährung von Pflanzen synthetisiert. Ohne Licht würden wir uns kaum in unserer Umgebung orientieren können. Intuitiv erfahren wir, dass Sonnenlicht wohltuend ist, und seit Jahrtausenden werden in unseren Breiten sogenannte Sonnenwendfeste gefeiert.

Farbe ist ein Aspekt von Licht. Physikalisch ist unser Farbempfinden mit den elektromagnetischen Wellenlängen verknüpft, die wir Licht nennen. Diese Farbempfindlichkeit basiert auf spezialisierten Zellen in der Netzhaut, den Zäpfchen. Davon gibt es drei Typen für unterschiedliche Wellenlängenbereiche. Zusammen haben sie eine erstaunliche Empfindlichkeit für elektromagnetische Wellenlängenunterschiede oder Kombinationen von elektromagnetischen Wellenlängen im Bereich von 380 bis 780 Nanometern. Dies führt dazu, dass Menschen – außer bei Farbenblindheit – viele Tausende Farben und Farbnuancierungen wahrnehmen können.

Farbeindrücke sind immer subjektiv. Über die Farbe eines Gegenstandes gibt es häufiger Meinungsunterschiede als über seine Form. Farben können zum Beispiel anregend oder beruhigend wirken und darüber letztendlich auch den menschlichen Körper beeinflussen. Licht bestimmter Wellenlängen kann zudem direkte physiologische Wirkungen erzeugen. Ein Beispiel ist die Wirkung des von uns nicht mehr mit den Augen wahrnehmbaren UV-B-Anteils des Lichts auf die Haut, wodurch das wichtige Vitamin D produziert wird. Solche direkten Wirkungen werden auch Photobiomodulationen genannt. Ein ganzer Forschungszweig beschäftigt sich mit dieser Thematik und arbeitet an den biophysikalischen Grundlagen für diese organischen Wirkungen, die zum Teil als Erfahrungswerte schon sehr lange bekannt sind.

Licht und Farbe sind also auf vielfältige Weise mit dem Leben im Allgemeinen und mit den Menschen im Besonderen verknüpft. Einige Aspekte davon werden in diesem Büchlein vertieft.

Viel Spaß beim Lesen!

Dr. rer. nat. Siegfried Kiontke

Licht ist ein Teil der natürlichen Umgebungsstrahlung

Die Erde liefert die Lebensbedingungen, unter denen sich das Leben seit Milliarden von Jahren entwickelt hat. Zu ihnen gehören zum Beispiel das Wasser, die Erde und die Luft. Aber das ist nicht alles. Von genauso großer Wichtigkeit ist die natürliche Umgebungsstrahlung, also die elektromagnetische Strahlung, die von der Natur bereitgestellt wird.

Die Hauptquelle der natürlichen Umgebungsstrahlung ist die Sonne. Ein geringerer, aber ebenfalls wichtiger Anteil der natürlichen Umgebungsstrahlung wird innerhalb der Atmosphäre selbst erzeugt. Nur ein Teil des Gesamtspektrums der Sonne erreicht die Erdoberfläche. In der Hauptsache handelt es sich hierbei um den Teil, der durch die sogenannten Atmosphärischen Fenster 1 und 2 frequenzmäßig festgelegt wird (Abb.1). Natürlich gibt es in der Atmosphäre kein Fenster. Es ist damit die Durchlässigkeit der Erdatmosphäre für bestimmte Frequenzen gemeint.

Der größte Teil der Energie des Gesamtspektrums der Sonne ist im Frequenzbereich des Ersten Atmosphärischen Fensters angesiedelt. Es enthält auch den Bereich des sichtbaren Lichts. Pflanzen verwenden Teile des sichtbaren Lichts, indem sie Photosynthese betreiben und dadurch wachsen. Tiere nutzen das Licht, indem sie „bildgebende Organe", die Augen, entwickelt haben, womit sie sich in ihrer Umgebung orientieren können.

Das Intensitätsmaximum der von der Sonne ausgestrahlten elektromagnetischen Strahlung liegt genau im Bereich dieses sichtbaren Lichts. Daher scheint es kein Zufall zu sein, dass während der Evolution lebende Systeme Strukturen (zum Beispiel Organe) entwickelt haben, die gerade diesen Teil der Sonnenstrahlung optimal nutzen.

Abb. 1: Durchlässigkeit der Atmosphäre für extraterrestrische Strahlung

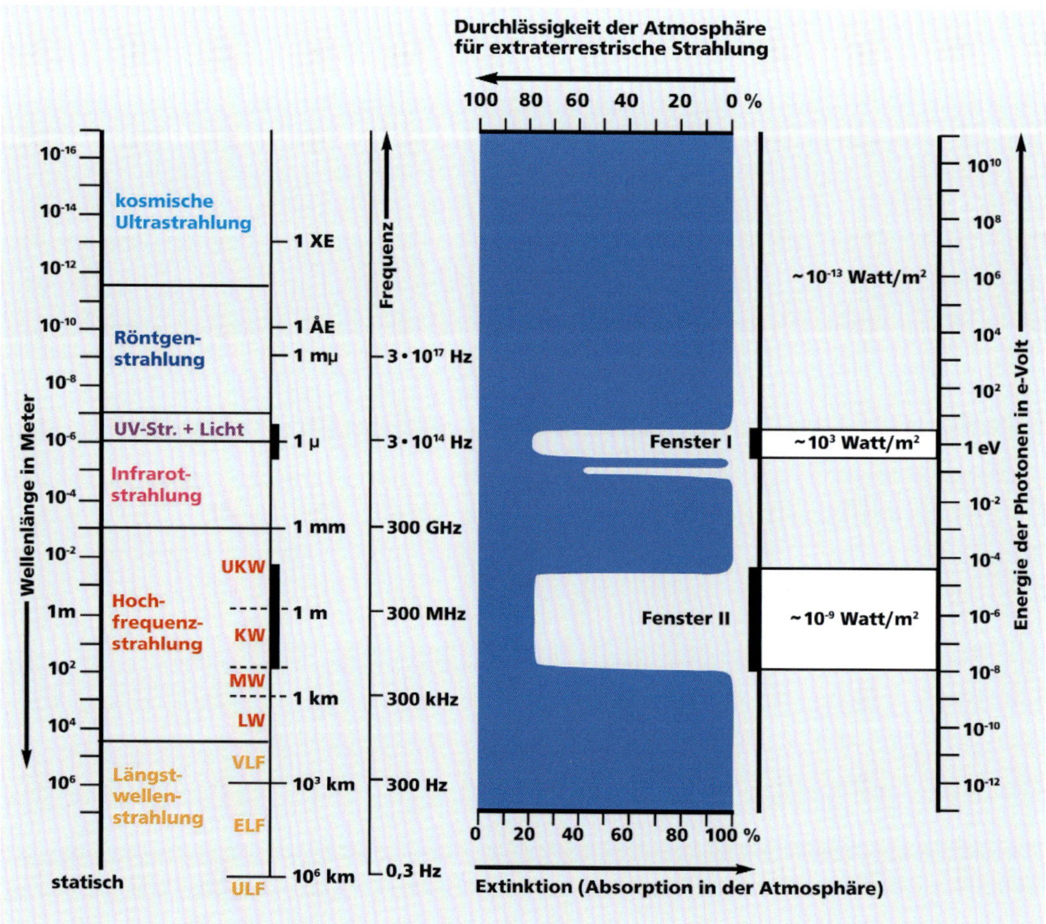

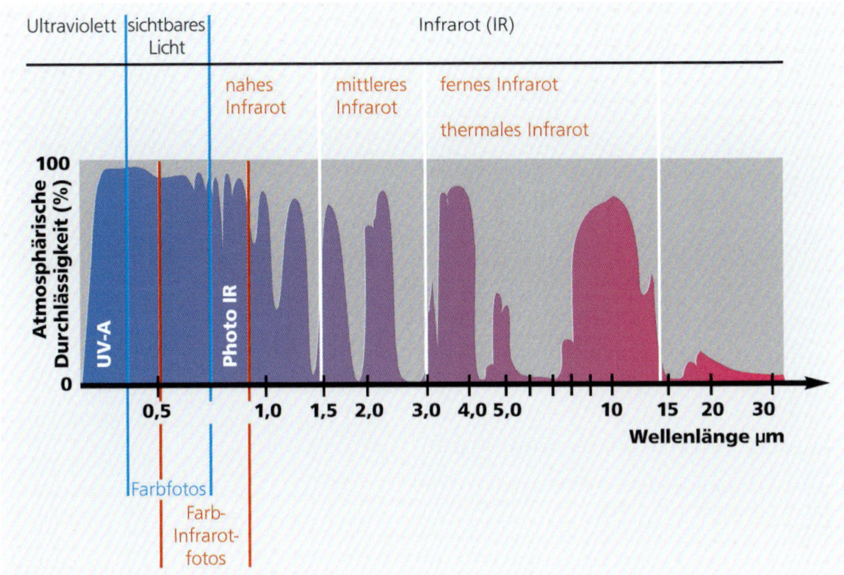

Abb. 2:
Erstes Atmosphärisches Fenster und Infrarotbereich
Dieser Bereich ist die Hauptenergiequelle für die Erde.

Anfang des 19. Jahrhunderts wurden das Infrarotlicht und das ultraviolette Licht entdeckt. Heute weiß man, dass in der natürlichen Umgebungsstrahlung Teile des gesamten elektromagnetischen Spektrums – von wenigen Schwingungen pro Sekunde bis zu vielen Billionen Schwingungen pro Sekunde – vertreten sind. Die Anzahl der vollständigen Schwingungen pro Sekunde wird auch Frequenz genannt.

Abb. 3:
Das elektromagnetische Spektrum des Lichts
Nanometer (nm) ist der milliardste Teil eines Meters.

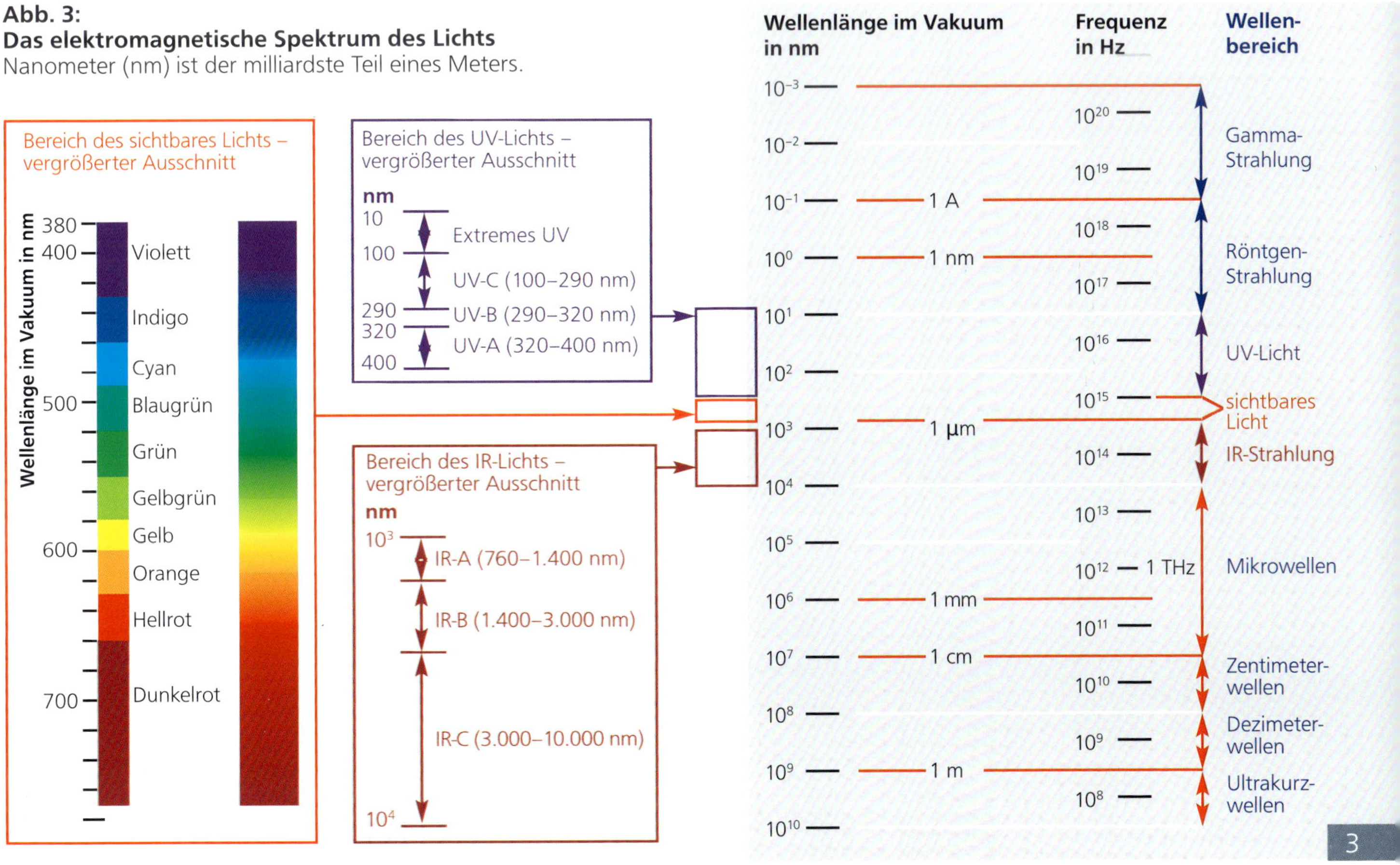

Bereich des sichtbares Lichts – vergrößerter Ausschnitt

Wellenlänge im Vakuum in nm

nm	Farbe
380–400	Violett
	Indigo
	Cyan
500	Blaugrün
	Grün
	Gelbgrün
	Gelb
600	Orange
	Hellrot
700	Dunkelrot

Bereich des UV-Lichts – vergrößerter Ausschnitt

nm
10–100 Extremes UV
UV-C (100–290 nm)
UV-B (290–320 nm)
UV-A (320–400 nm)

Bereich des IR-Lichts – vergrößerter Ausschnitt

nm
10^3
IR-A (760–1.400 nm)
IR-B (1.400–3.000 nm)
IR-C (3.000–10.000 nm)
10^4

Wellenlänge im Vakuum in nm		Frequenz in Hz	Wellenbereich
10^{-3}		10^{20}	Gamma-Strahlung
10^{-2}		10^{19}	
10^{-1}	1 A	10^{18}	Röntgen-Strahlung
10^{0}	1 nm	10^{17}	
10^{1}		10^{16}	UV-Licht
10^{2}		10^{15}	sichtbares Licht
10^{3}	1 µm	10^{14}	IR-Strahlung
10^{4}		10^{13}	
10^{5}		10^{12} – 1 THz	Mikrowellen
10^{6}	1 mm	10^{11}	
10^{7}	1 cm	10^{10}	Zentimeter-wellen
10^{8}		10^{9}	Dezimeter-wellen
10^{9}	1 m	10^{8}	Ultrakurz-wellen
10^{10}			

Licht besteht aus einzelnen Quanten – den Photonen

Alles in der Natur ist letztendlich quantisiert, das heißt, es besteht aus kleinsten Einheiten, die nicht weiter unterteilt werden können. Dies gilt auch für die elektromagnetische Strahlung. Vergleichbar mit dem Regen, der aus Tropfen besteht, oder dem Schnee, der sich aus Flocken zusammensetzt, ist auch die elektromagnetische Strahlung in kleinste Einheiten unterteilt. Diese werden allgemein Quanten genannt. Die Quanten sind charakteristisch für die Art der Strahlung, zum Beispiel deren Frequenz. Wenn wir von Licht sprechen, werden Quanten auch Photonen genannt (griechisch phos = Licht).

In der Physik ist bekannt, dass elektromagnetische Strahlung je nach Experiment sowohl Wellen- als auch Teilcheneigenschaften annehmen kann. Durch die Photonen können die Teilchenaspekte des Lichts (und der restlichen elektromagnetischen Strahlung) erklärt werden. Wird das ausgesandte Licht von einem Gegenstand aufgenommen, verhält es sich wie ein Teilchen. Mit sehr empfindlichen Detektoren können einzelne Photonen gemessen werden.

Allerdings sind auch die Wellenaspekte, wie Beugung und Brechung, des Lichts (und der restlichen elektromagnetischen Strahlung) nicht zu leugnen.

Es ist schwer, sich vorzustellen, wie Licht sowohl die Eigenschaften von Teilchen als auch die von Wellen haben kann. Dies ist aber unsere Schwierigkeit als Betrachter, weil wir die Natur nun einmal gerne in bekannte Kategorien einteilen wollen.

Biophotonen

Biophotonen sind Lichtquanten, die spontan und fortwährend von lebenden Organismen ausgesendet werden. Die Abstrahlung sichtbaren Lichts durch lebende Organismen ist sehr gering. Trotzdem ist es möglich, auch nur ein Photon durch hochempfindliche Messgeräte wie den sogenannten „Photomultiplier“ (Photonenvervielfacher) nachzuweisen.

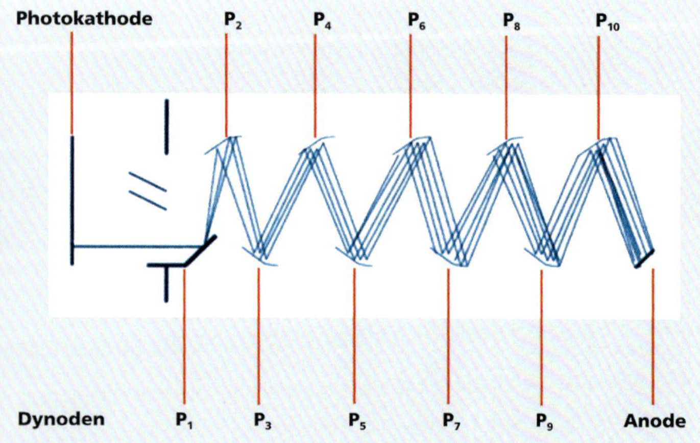

Abb. 4: Photomultiplier
Er verwandelt ein Biophoton einer bestimmten Frequenz in ein elektrisches Signal, das messbar ist.

Die genauen biochemischen und biophysikalischen Grundlagen der Prozesse, wie Zellen es schaffen, Licht im sichtbaren Bereich zu produzieren, sind noch weitgehend unbekannt. Die meisten Wissenschaftler standen deshalb der möglichen Existenz von Biophotonen lange Zeit skeptisch gegenüber. Mittlerweile ist die Existenz der Biophotonen unumstritten. Heute arbeiten weltweit viele Arbeitsgruppen auf diesem Gebiet. Die Forscher konzentrieren sich insbesondere auf die Umsetzung der theoretischen Erkenntnisse in praktische Anwendungen. Vor allem Prof. Fritz-Albert Popp ist mit der Biophotonenforschung berühmt geworden. Er hat unter anderem gezeigt, dass es einen Zusammenhang zwischen der Intensität von Biophotonen und der Vitalität von Zellen gibt. Derzeit werden Biophotonen schon dazu verwendet, den Gesundheitszustand von biologischen Organismen (Menschen, Tieren und Pflanzen) zu diagnostizieren und die Qualität und Frische von Lebensmitteln zu überprüfen.

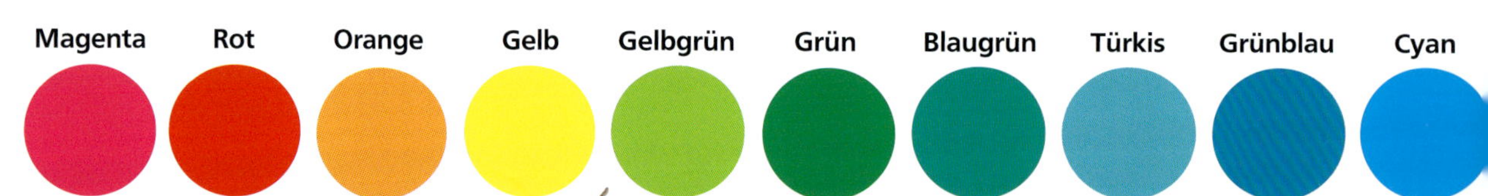

Farben und Wellenlängen

Schon im Jahr 1666 stellte der englische Naturforscher Isaac Newton (1643–1727) fest, dass weißes Licht aus verschiedenen Farben besteht. Trifft „weißes" Licht auf ein Prisma (Abb. 5), wird es in die Farben des Regenbogens aufgespalten: in Rot, Orange, Gelb, Grün, Blau, Indigo und Violett. Dieses Farbband wird Spektrum genannt, und die einzelnen Farben sind die Spektralfarben.

Farben sind Sinnesempfindungen, die durch elektromagnetische Schwingungen von etwa 400 Nanometer (nm) bis 760 nm Wellenlänge (sichtbares Licht) vermittelt werden. Ein Nanometer ist der milliardste Teil eines Meters. Mit unseren Sinnen können wir nur einen sehr kleinen Teil des gesamten elektromagnetischen Spektrums des Universums wahrnehmen: In diesen Gesamtbereich fallen zum Beispiel kosmische Strahlen, Gamma- und Röntgenstrahlen, ultraviolettes und sichtbares Licht, Infrarotstrahlung sowie Mikro-, Radar-, Ultrakurz, Fernseh-, Kurz- und Mittelwellen, Ultra Low Frequencies (ULF), Extreme Low Frequencies (ELF) und Very Low Frequencies (VLF). Siehe dazu auch Abb. 1.

Die Farben des Spektrums haben jeweils unterschiedliche Wellenlängen, violettes Licht die kürzeste und rotes Licht die längste, bei einer Frequenz von vielen Billionen Hertz (Hz). Trifft Licht verschiedener Wellenlänge gleichzeitig auf dieselbe Stelle der Netzhaut, so entsteht ein einheitlicher Farbeindruck, eine sogenannte „additive Mischfarbe".

Die Entwicklung des Farbensehens

Bei den Chinesen waren fünf Grundfarben bekannt: Rot, Gelb, Weiß, Schwarz und Blaugrün, die mit den fünf Elementen Feuer, Erde, Metall, Wasser und Holz in Verbindung gebracht wurden.

Mittlerweile wird vermutet, dass sich die Seh- und Wahrnehmungsfähigkeit unseres Auges entsprechend der Wellenlängen des Lichts entwickelt hat, die in hoher Intensität von der Erdatmosphäre durchgelassen werden. Rot, die Farbe mit der größten Wellenlänge, wäre demnach als Erste wahrgenommen worden, gefolgt von Gelb und Grün bis hin zu Violett.

Abb. 5:
Lichtbrechung im Prisma

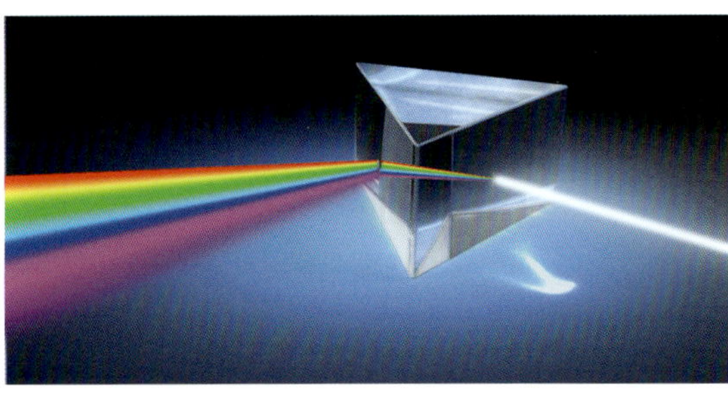

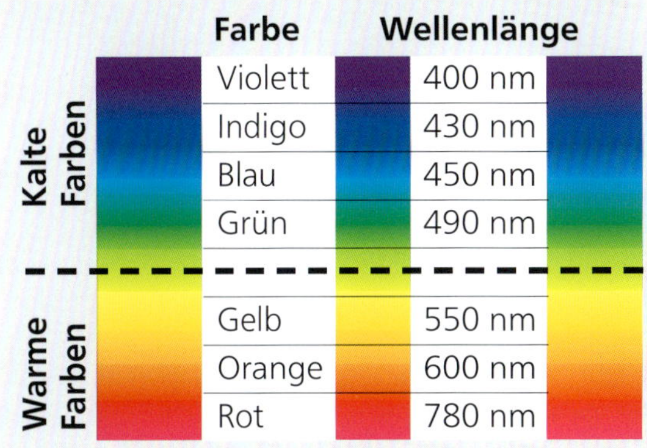

	Farbe	Wellenlänge
Kalte Farben	Violett	400 nm
	Indigo	430 nm
	Blau	450 nm
	Grün	490 nm
Warme Farben	Gelb	550 nm
	Orange	600 nm
	Rot	780 nm

Farbbezeichnungen
Da es eine Vielzahl von Farbtabellen mit teilweise unterschiedlichen Bezeichnungen gibt, sind hier die hauptsächlich im Text genannten Farben mit ihren Namen abgebildet. Die Farbtöne können von anderen Darstellungen abweichen, weil sich viele Farben im Vierfarbendruck nur annähernd darstellen lassen.

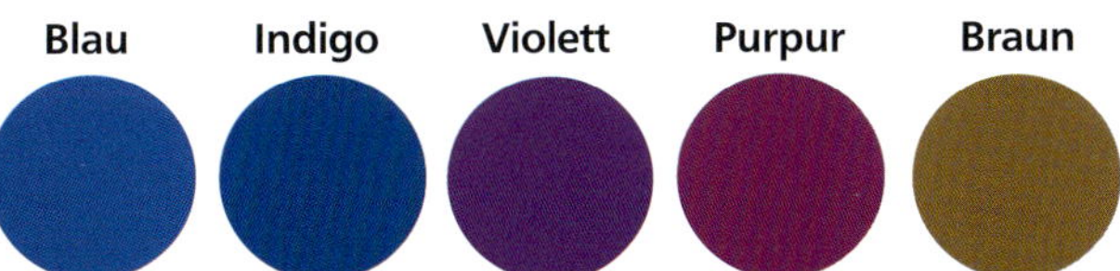

Farbe ist ein Naturphänomen

Farbe ist ein Naturphänomen. Damit wir mit unseren Sinnen Farben wahrnehmen können, ist ein hochkomplexer Prozess erforderlich, bei dem es auf unterschiedliche Faktoren ankommt:

1. Es existiert eine Lichtquelle.
2. Es existiert ein Gegenstand.
3. Das Licht der Quelle wird vom Gegenstand teilweise aufgenommen und teilweise abgestrahlt.
4. Das vom Gegenstand abgestrahlte Licht wird vom Auge aufgefangen.
5. Das Licht wird in Nervenimpulse umgesetzt.
6. Die Nervenimpulse gelangen dann zum Gehirn.
7. Diese Nervenimpulse werden vom Verstand zu einem Farbbild interpretiert.

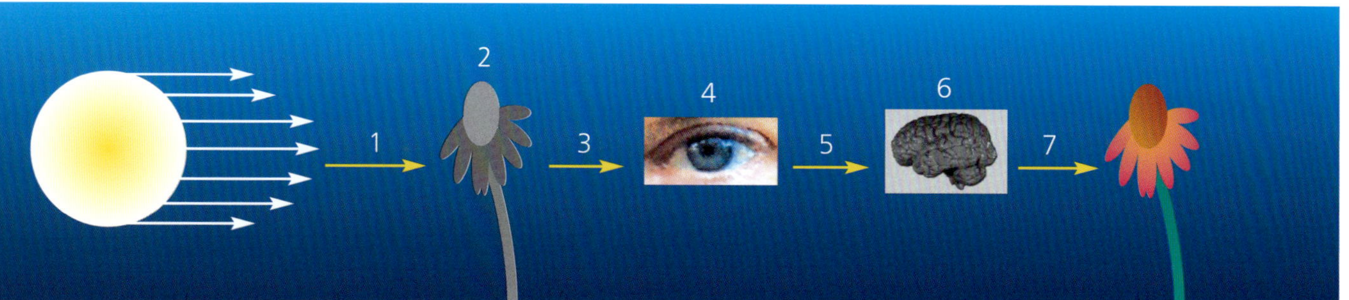

Abb. 6: Schritte des Farbensehens

Reflexion und Absorption

Gegenstände erscheinen uns in unterschiedlichen Farben, die erst durch die Beleuchtung sichtbar werden. Der Farbeindruck beruht darauf, dass die Oberflächen unterschiedlich beschaffen sind und entsprechend unterschiedliche Anteile des Lichts aufnehmen (absorbieren) und andere abstrahlen (reflektieren) oder durchlassen. Je nachdem, wie diese Anteile verteilt sind, sehen wir unterschiedliche Farben. Die Farbeindrücke setzen sich zu einer „subtraktiven" Mischfarbe zusammen.

Ein idealer schwarzer Gegenstand absorbiert das gesamte Licht und auch die Energie des Lichts, weshalb der Gegenstand sich erwärmt. Ein idealer weißer Gegenstand reflektiert das gesamte Spektrum und die Energie, sodass er kühl bleibt. Farbige Flächen reflektieren diejenigen Farben, als die sie erscheinen, und absorbieren alle anderen Farbanteile des Spektrums.

	Primärfarben des Lichts	**Primärfarben der Pigmentfarben**	
		Malfarben	Druckfarben
	Rot	Rot	Magenta
	Grün	Gelb	Yellow
	Blau	Blau	Cyan
Mischfarbe	Weiß	Schwarz*	Schwarz*

*Anmerkung:
Die Mischung aller drei Primärfarben der Pigmentfarben ergibt theoretisch Schwarz. Da in der Realität eher ein dunkles Grau erreicht wird, druckt man im Vierfarbendruck zusätzlich ein sattes Schwarz, um Kontrast zu erreichen. Vierfarbendruck: CMYK entspricht Cyan, Magenta, Yellow und „Kontrast" für Schwarz).

Farbklassifizierungen

Licht- und Pigmentfarben

Es gibt zwei verschiedene Wege, auf denen wir von einem Gegenstand Licht empfangen:

1. Der Gegenstand ist selbst eine Lichtquelle und erzeugt sein eigenes Licht – beispielsweise die Sonne.
2. Ein Gegenstand reflektiert Licht.

Entsprechend dieser Wege werden auch Farben unterschieden in:

1. **Lichtfarben:** Diese Farben sind bereits als Licht vorhanden – wie bei der Sonne oder einer Taschenlampe mit Farbfilter. Sie verhalten sich als körperlose Farben, zum Beispiel als farbiges Licht zur Bestrahlung.
2. **Pigmentfarben** oder stoffliche Farben (auch Körperfarben genannt): Pigmentfarben werden nur sichtbar, wenn Licht von einem Gegenstand reflektiert wird. Goethe nannte die Pigmentfarben stoffliche Farben, da sie von Stoffen (natürlichen oder chemischen Pigmenten) abhängig sind. Pigmentfarben können wir herstellen, mischen und zum Malen, Drucken und Färben verwenden.

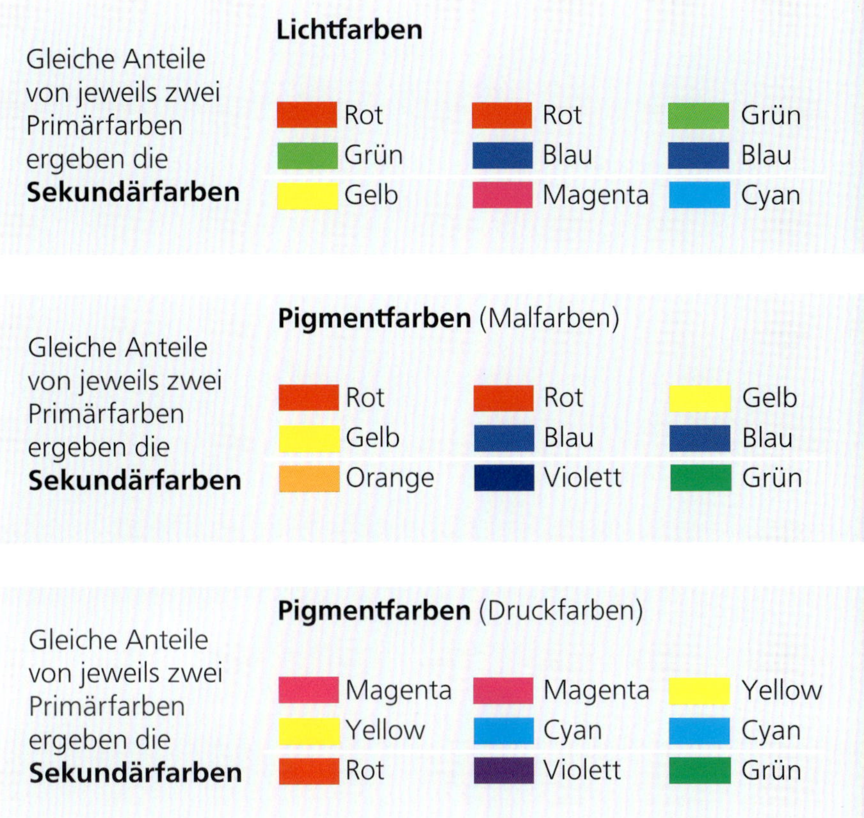

Johann Wolfgang von Goethes Farbenlehre

Johann Wolfgang von Goethe (1749–1832) schuf mit seiner „Farbenlehre" 1810 eines der trefflichsten Werke über Farben. Sein Ruhm als einer der größten Dichter aller Zeiten verdeckt häufig die Beachtung seiner naturwissenschaftlichen Werke. Seine „Farbenlehre" ist ein dreiteiliges Werk mit vielen hundert Seiten, etwa 40 Titeln, 80 Farbtafeln und 390 zeichnerischen Entwürfen.

Aktuell verwendete Farbmodelle in Technik und Kunst

Hauptsächlich sind drei verschiedene Modelle in Anwendung: RGB (Rot, Grün, Blau) für Lichtfarben bei Computerbildschirmen, in der Digitalfotografie und Projektion. Pigmentfarben werden als CMYK (Cyan, Magenta, Yellow, + Kontrast-Schwarz) im Vierfarbendruck verwendet und als Rot, Gelb, Blau in der klassischen Ausbildung/Arbeit von Künstlern.

Primär- und Sekundärfarben

Grundfarben (Primärfarben) sind Farben, aus denen subtraktiv alle anderen Farben gemischt werden können. Subtraktiv heißt: Weißem Licht, das aus allen Farben besteht, werden Farben entzogen. Ein Pullover ist rot, da er Rot reflektiert, Blau und Grün absorbiert (verschluckt, dem Licht entzieht).

Licht- und Pigmentfarben unterscheiden sich auch in ihren Primärfarben, das heißt in ihren Grundfarben, aus denen alle anderen Farben, die sogenannten Sekundärfarben oder auch Mischfarben erster Ordnung, durch Mischung hervorgehen (siehe auch Seite 12–13).

Komplementärfarben

Eine Komplementärfarbe ergänzt bei Lichtfarben eine andere Farbe zu Weiß, bei Pigmentfarben zu Schwarz. Die Komplementärfarbe beispielsweise von Rot ist Grün. Wenn eine Farbpaste aus Rot mit einer Farbpaste aus Grün gemischt wird, ergibt sich ein Schwarzton. Wird Licht mit der Farbe Magenta und Licht mit der Farbe Grün überschneidend auf eine Fläche gehalten, ergibt sich Weiß.

Kalte und warme Farben

Farben werden unter anderem in warme und kalte Farben unterschieden (siehe auch Seite 12). Rot und Grün können dabei in beide Kategorien fallen, je nachdem, wie sie gemischt sind. Grün mit erhöhtem Gelb-Anteil wirkt warm, mit erhöhtem Blauanteil eher kalt. Ähnlich ist es bei Rot: Rot mit erhöhtem Orangeanteil wirkt warm, mit erhöhtem Violett-Anteil eher kalt. Man spricht in diesem Zusammenhang auch von Farbtemperatur (relativ kalt, relativ warm).

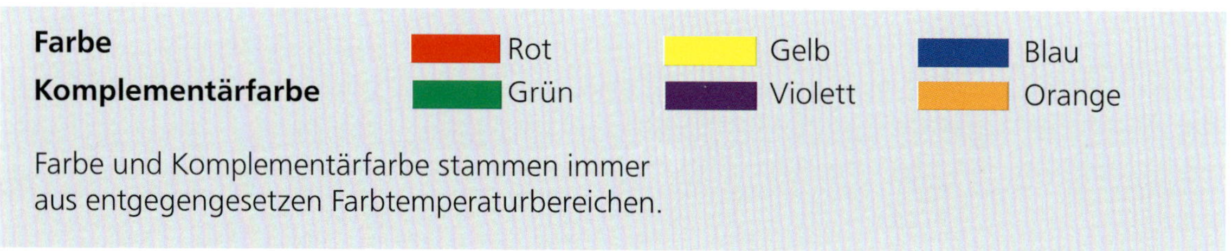

Farbe	Rot	Gelb	Blau
Komplementärfarbe	Grün	Violett	Orange

Farbe und Komplementärfarbe stammen immer aus entgegengesetzten Farbtemperaturbereichen.

Der Weg vom Auge zum Organ

Die Augen bilden ein ganzheitliches Aufnahmesystem für Sonnenlicht, siehe Abb. 7.

Hornhaut, Linse und Glaskörper sind die Elemente, wodurch eine getreue Abbildung der Form eines Gegenstandes auf die Netzhaut projiziert wird. Die Farben eines Gegenstandes können mit den farbempfindlichen Zellen der Netzhaut, den sogenannten Zäpfchen, wahrgenommen werden. Es gibt drei Sorten von Zäpfchen mit unterschiedlichen Absorptionsmaxima. Vereinfacht kann man sagen, dass es rotempfindliche, grünempfindliche und blauempfindliche Zäpfchen gibt. Die Lichtempfindlichkeit der drei Zäpfchen-Typen ist in Abb. 8 angegeben. Je höher die Kurve, umso stärker sprechen die Zellen auf die jeweilige Farbe an. Die „roten" Zäpfchen werden auch bei Blau aktiv. Das Nervensystem kombiniert die Signale der drei Zäpfchen-Typen, um daraus das Signal für eine Farbe zu generieren, die dann vom Verstand interpretiert wird. Stäbchen dienen dem Sehen bei geringer Helligkeit.

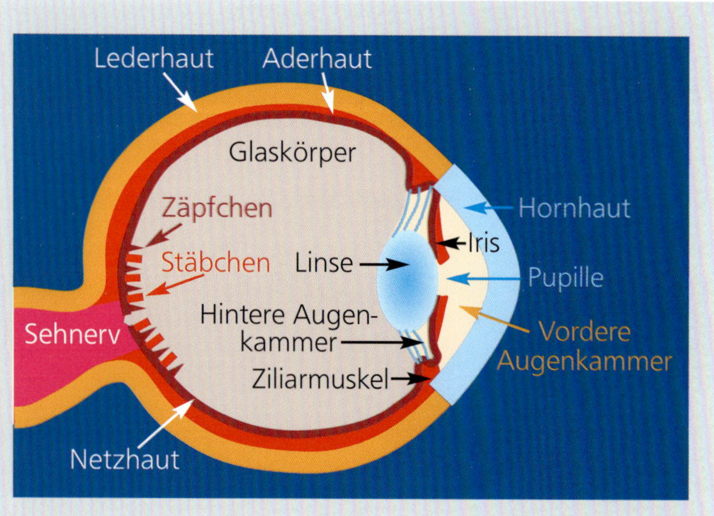

Abb. 7: Hauptmerkmale des Auges.

Die Nervenimpulse vom Auge zum Gehirn werden nicht nur zur Herstellung eines Farbbildes der Umgebung verwendet (optischer Anteil der Sehbahn). Über die sogenannte „energetische Sehbahn", die die Augen direkt mit dem Hypothalamus, der Hypophyse und der Zirbeldrüse verbindet, wird der gesamte Organismus energetisiert (siehe Abb. 9).

Dabei reagiert die Zirbeldrüse einerseits sowohl auf Helligkeitsveränderungen als auch auf verschiedene Farben des Sonnenlichts. Andererseits wirkt die Zirbeldrüse auf die Aufnahme des Sonnenlichts über Augen und Haut zurück, denn die Öffnung der Iris (Regenbogenhaut) wird über die energetische Sehbahn mitgesteuert, und sie beeinflusst Kontraktion und Expansion des Melanins in der Haut.

Die Iris, mit einer Pigmentschicht aus Melanin, ist lichtempfindlich. Melanine sind rötliche, braune oder schwarze Pigmente, die durch Oxidation der Aminosäure Tyrosin entstehen. Sie bewirken die Färbung von Haut, Haaren und Augen. Melanin wird in den Pigmentzellen der Haut sowie in der Netzhaut und Iris des Auges gebildet.

Vertreter der Irisdiagnostik haben die Idee, dass verschiedenfarbige Bereiche der Iris das Sonnenlicht in Formen umwandelt, die Auswirkungen auf die zugehörigen Organe und Funktionssysteme des Körpers haben. Sie stellen somit eine Art „optische Reflexzone" dar.

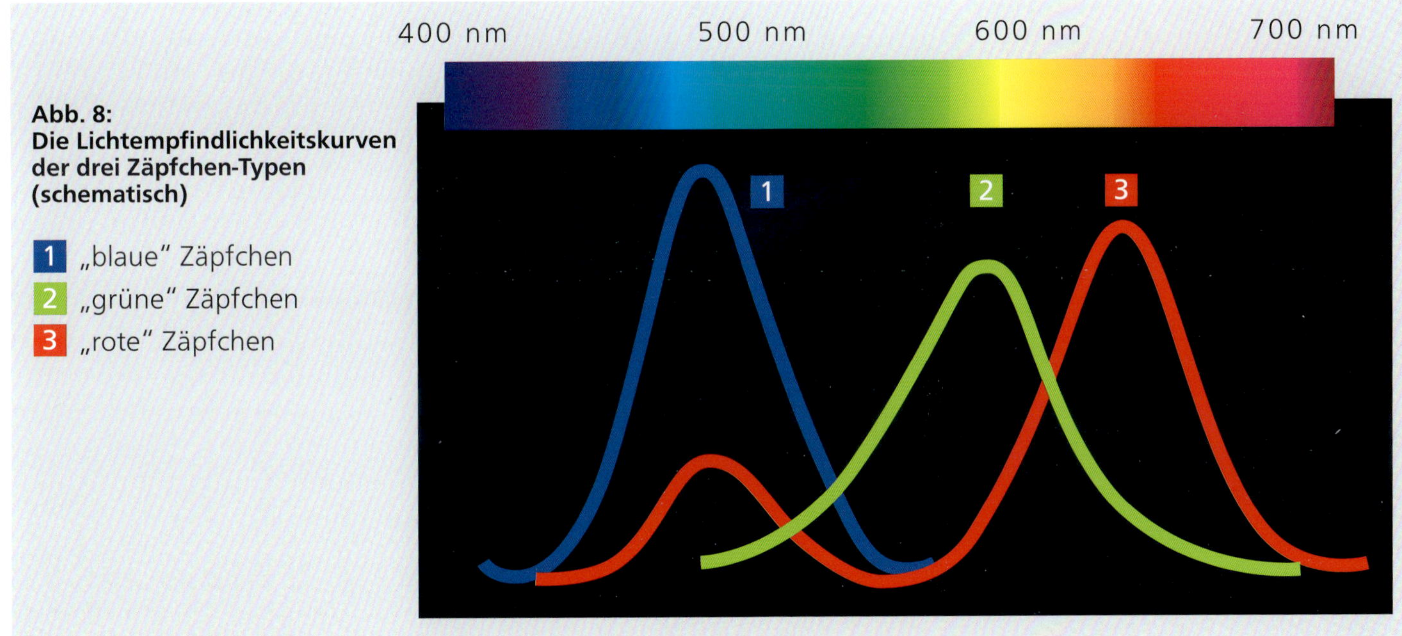

Abb. 8: Die Lichtempfindlichkeitskurven der drei Zäpfchen-Typen (schematisch)

1 „blaue" Zäpfchen
2 „grüne" Zäpfchen
3 „rote" Zäpfchen

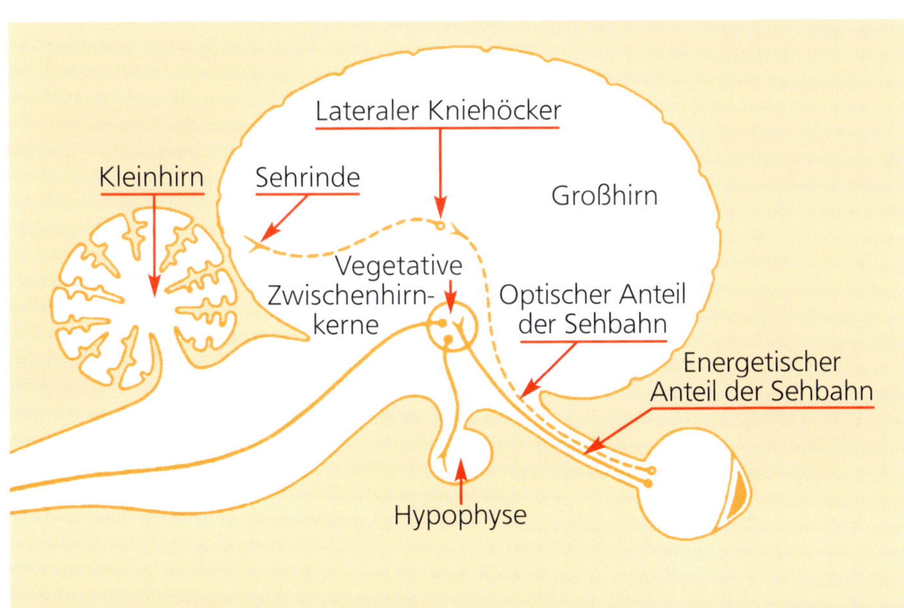

Abb. 9: Optischer und energetischer Anteil der Sehbahn

Lichtwahrnehmung über die Haut

Die Haut ist eine Art Antenne, die wie bei Rezeptoren Lichtimpulse von außen aufnimmt und nach innen weitergibt. Der Weg führt über Nervenfasern zum Rückenmark und dann sowohl zum Großhirn als auch zu inneren Organen. Diese Bereiche auf der Haut, die in Verbindung mit inneren Organen stehen, nennt man Headsche Zonen. Mit ihnen lässt sich die Wirkung der Farbtherapie auf Organe wissenschaftlich erklären. Neben diesen Erklärungen gibt es eine allgemeine Empfindlichkeit der Haut für Farben, die das Thema weiterer Untersuchungen ist.

Die Kontrastwirkung von Farben

Komplementärfarben entstehen auch, wenn wir lange genug – etwa 30 Sekunden – auf eine Farbfläche schauen und die Augen dann schließen oder zu einer weißen Fläche wechseln. Betrachten wir zum Beispiel das grüne Laub eines Baumes eine halbe Minute lang und schauen dann auf eine weiße Wand, nehmen wir Rot wahr.

Werden zwei Gegenstände oder Flächen mit Komplementärfarben nebeneinandergestellt, verstärken sie sich gegenseitig, und es entsteht ein starker Kontrast. Mit dem Begriff „Kontrast" verbinden wir meist automatisch die Farben Schwarz und Weiß. Ebenso wie Schnee die winterlichen Konturen den Bäume abhebt, kann jedoch auch das simultane Wirken von Farben die farblichen Kontraste verstärken und die Buntheit vermehren. Komplementärfarben lassen sich gegenseitig kräftiger und leuchtender erscheinen.

Abb. 10 und 11 demonstrieren den Simultankontrast. Dazu sollte das Kreuz zwischen den Quadraten einige Sekunden lang mit den Augen starr fixiert und die Quadrate nur „ganz nebenbei" wahrgenommen werden.

Der Effekt: Das mittelgraue kleine Quadrat wirkt vor weißem Hintergrund dunkler als vor schwarzem, obwohl der Grauton der gleiche ist.

Aber Achtung: Durch das Fixieren entstehen im Auge sogenannte „Nachbilder". Nach dem Fixieren sind diese noch eine Weile vorhanden, unter Umständen mehrere Minuten. Die Grautöne erscheinen im ersten Moment trotzdem ungleich. Erst nach einiger Zeit erkennen wir wieder die Farbengleichheit der Quadrate.

Ein ähnlicher Effekt lässt sich auch mit farbigen Quadraten erzeugen:
Beim Fixieren des Kreuzes erscheint das linke Rot intensiver. Türkis und Orange besitzen aber die gleiche Helligkeit, sodass es sich hier nicht um denselben Effekt handeln kann wie beim Schwarz-Weiß-Versuch. Dass Farben sich gegenseitig verstärken können, wird Komplementärkontrast (schwarz-weiß) oder auch Simultankontrast (bunt) genannt.

Tertiärfarben

Während Sekundärfarben aus jeweils zwei Primärfarben entstehen, sind Tertiärfarben ein Gemisch aus allen drei Primärfarben. Insgesamt sind zirka 100.000 unterscheidbare Mischungen möglich, bei den Sekundärfarben sind es „nur" etwa 160. In der Natur kommen Tertiärfarben weitaus häufiger vor als Sekundärfarben, die nur Blüten, Vögel, Fische und einige Reptilien und Insekten zieren. Tertiärfarben umfassen unter anderem die große Palette der Brauntöne.

Abb. 12 zeigt Folien in den Primärfarben Gelb, Magenta und Cyan, wobei jede der drei Folien eine unterschiedliche Transparenz hat. Werden die Folien vor eine Lichtquelle gehalten, erscheint in der mittleren Schnittfläche in Abhängigkeit von der jeweiligen Transparenz der Folie eine Tertiärfarbe. Durch die Folien dringen nur noch Teile des Farbspektrums. Das Mischen von Pigmentfarben ergibt in ähnlicher Weise Tertiärfarben. Teile des Farbspektrums werden dabei absorbiert, die reflektierten Frequenzbereiche werden als Farben sichtbar.

Alle Brauntöne lassen sich durch das Mischen beziehungsweise Filtern der Orange-Rot-Bereiche mit Schwarz beziehungsweise Grau erreichen. Helle gebrochene Töne entstehen durch Mischungen der Buntfarben mit Weiß und Schwarz.

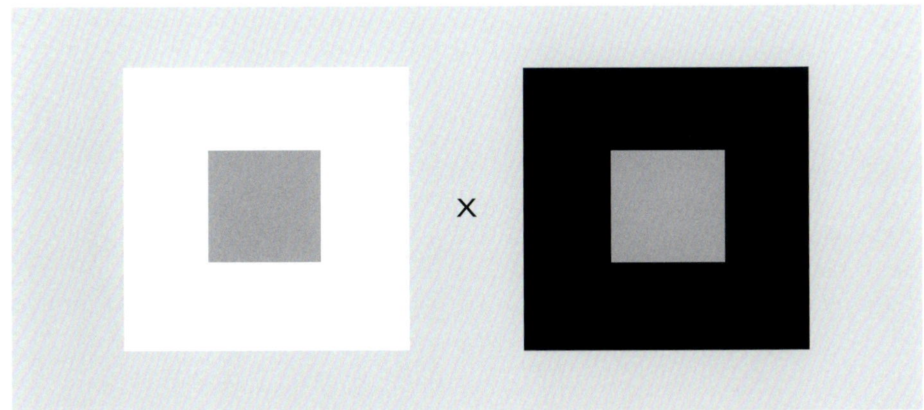

Abb. 10: Simultankontrast schwarz-weiß

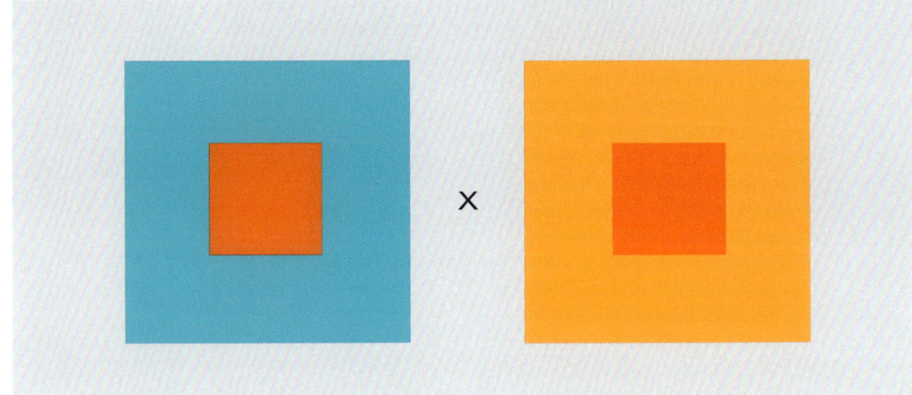

Abb. 11: Simultankontrast farbig

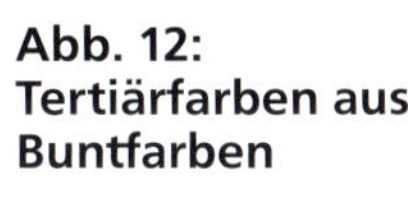

Abb. 12: Tertiärfarben aus Buntfarben

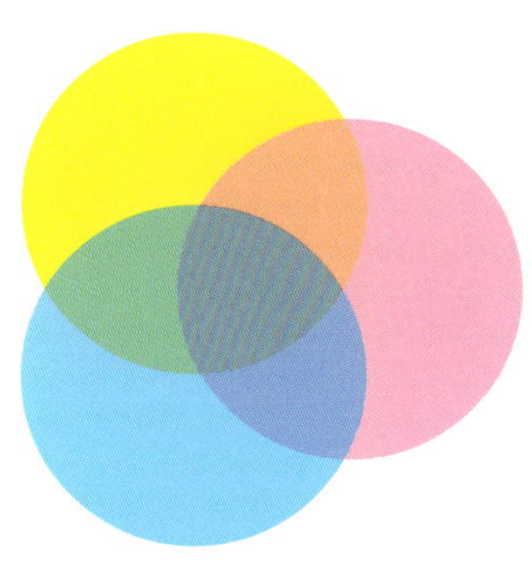

Abb. 13: Tertiärfarben aus der Mischung einer Buntfarbe mit Schwarz beziehungsweise Grau

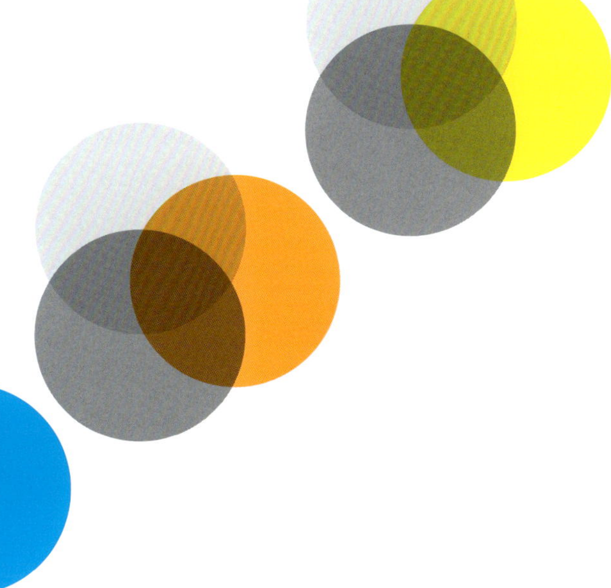

Abb. 14:
Lichtfarben im Farbkreis
Kennzeichnung der Primärfarben durch ein Dreieck mit der Spitze nach oben, Sekundärfarben mit der Spitze nach unten

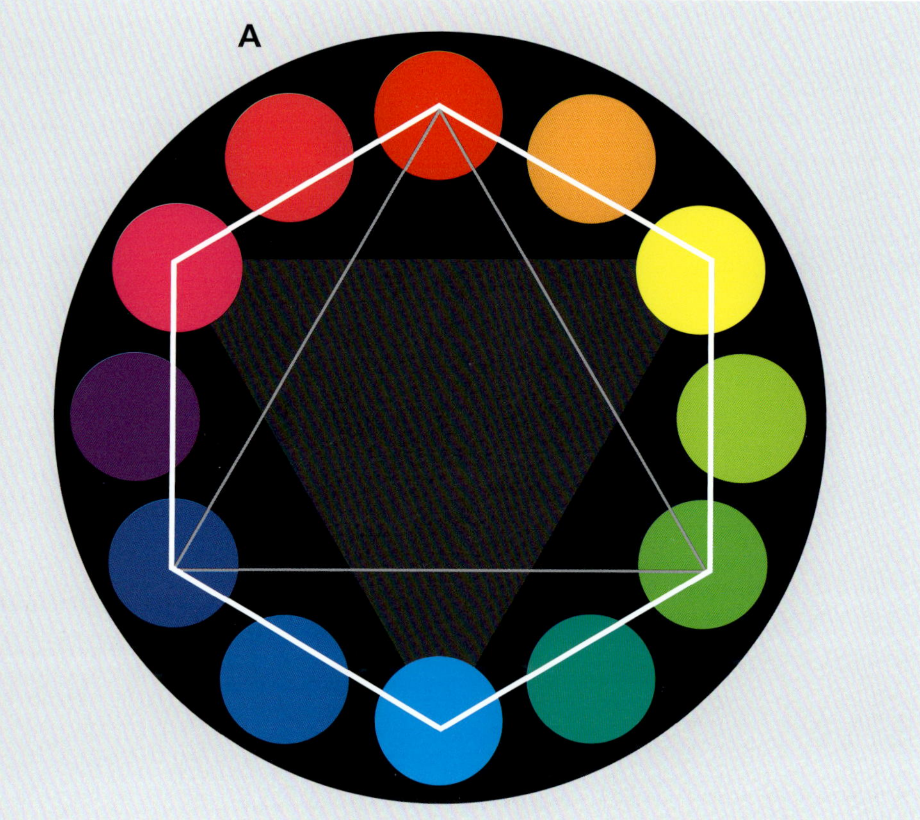

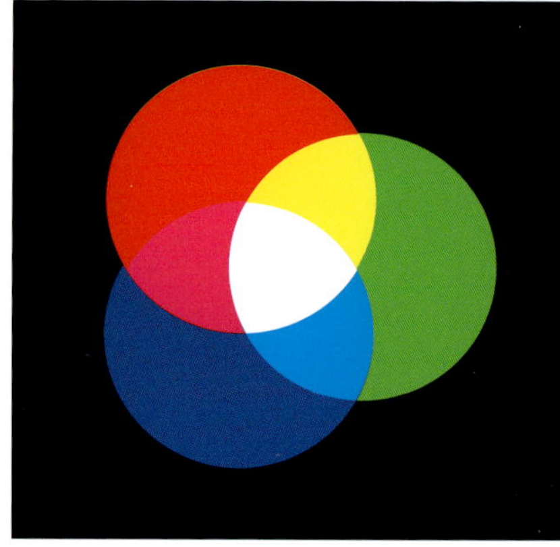

A
Farbsechseck im RGB-Modell:
Rot, Grün, Blau = Primärfarben
Yellow, Magenta, Cyan = Sekundärfarben

Der Vollständigkeit halber sind auf den Seiten 6/7 und 12/13 die drei wichtigsten Farbmodelle aufgeführt. Im vorliegenden Text wird hauptsächlich auf Lichtfarben eingegangen.

Farbsechseck

Das Farbsechseck besteht aus einem Dreieck der Grundfarben und einem Dreieck der Sekundärfarben. Die Farben sind so angeordnet, dass zwischen den drei Grundfarben jeweils ihre Mischtöne stehen. Gelb befindet sich also zwischen Rot und Grün, Cyan zwischen Grün und Blau, Magenta befindet sich zwischen Blau und Rot (RGB, Abb. A). Dadurch stehen sich jeweils zwei Farben gegenüber, die sich bei der additiven Farbmischung zu Weiß ergänzen. Bei der subtraktiven Farbmischung ergänzen sich die gegenüberliegenden Farben zu Schwarz. Solche Farbpaare nennen wir Komplementärfarben.

Farbklänge

Farbklänge sind Kombinationen aus mehreren Farben, die im Allgemeinen eine gleiche Helligkeit haben und in einer definierten Beziehung zueinander stehen. Farbklänge wirken harmonisch und dennoch kontrastreich. Sie lassen sich gut dafür einsetzen, unterschiedliche Sachverhalte, die nicht im Kontrast zueinander stehen, klar zu unterscheiden.

Eigenschaften von Farbklängen

- Farbklänge haben die Eigenschaft, dass ihr Abstand zueinander im Farbsechseck gleich ist.
- Sie lassen sich zusammenstellen, indem man gleichseitige Flächen, zum Beispiel Dreiecke oder Quadrate, über das Farbsechseck legt.
- Die Eckpunkte der Flächen zeigen dann auf die Farbtöne eines Farbklangs, in diesem Beispiel eines Farbdreiklangs oder Farbvierklangs.

Abb. 15:
Pigmentfarben im Farbkreis
Kennzeichnung der Primärfarben durch ein Dreieck mit der Spitze nach oben, Sekundärfarben mit der Spitze nach unten

B

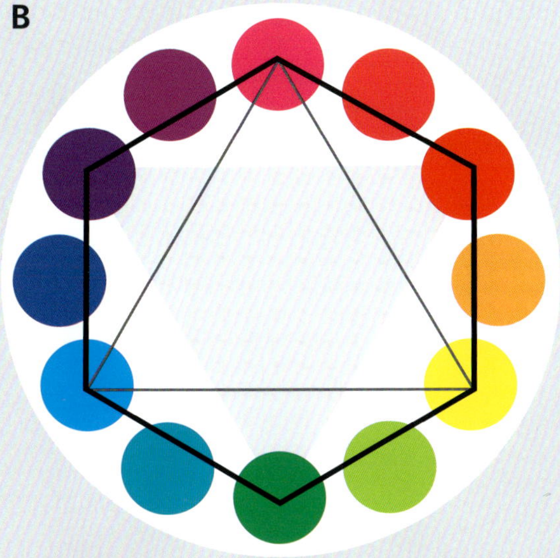

C

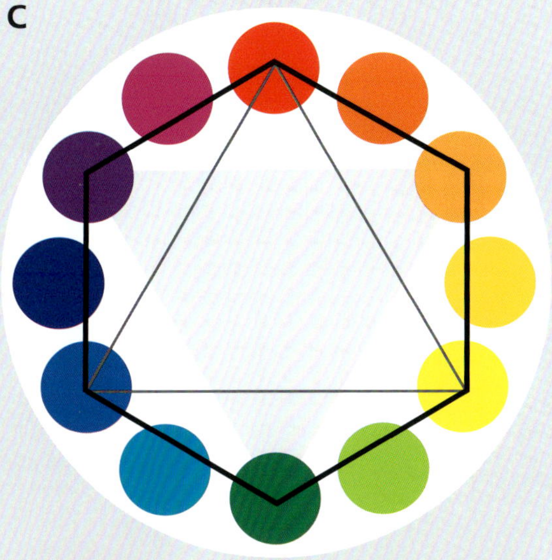

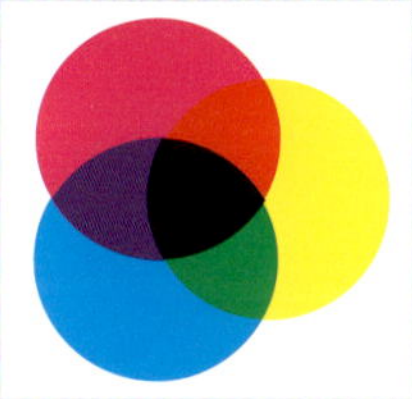

B
Farbsechseck im CMY(K)-Modell:
Cyan, Magenta, Yellow = Primärfarben
Rot, Grün, Violett = Sekundärfarben

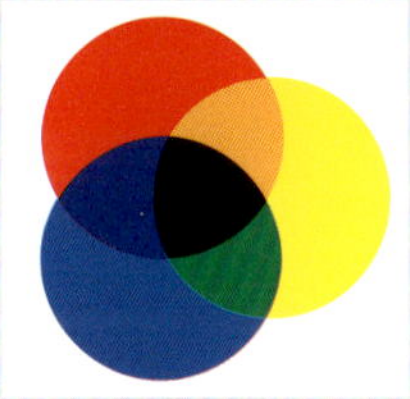

C
Farbsechseck im Künstlerfarben-Modell:
Rot, Gelb, Blau = Primärfarben
Orange, Grün, Violett = Sekundärfarben

Beispiele für Farbdreiklänge

Beispiele für Farbvierklänge

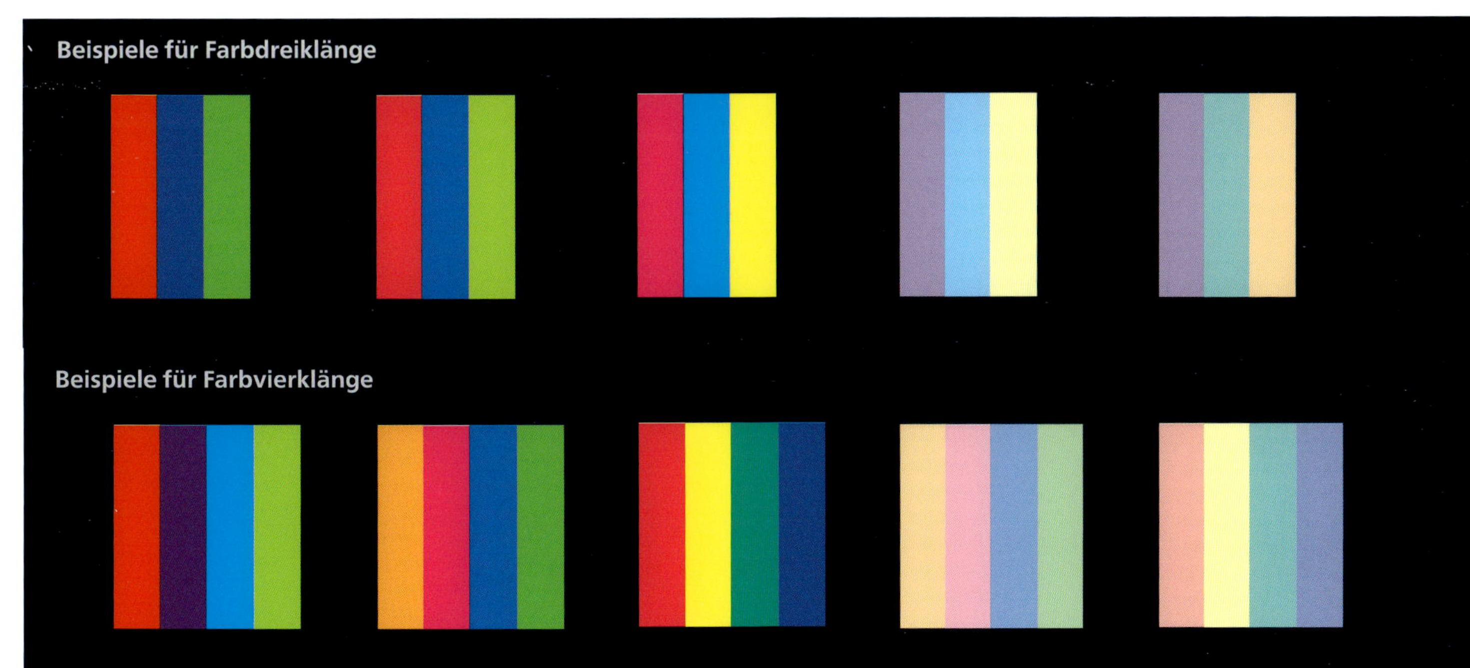

Wer die Augen aufhält, wird viele Farbenkombinationen um sich herum entdecken. Die Farben ergeben ein harmonisches Ganzes. Jahreszeiten, Lichtverhältnisse, Umgebungsvegetation, Wärme und viele andere Komponenten bestimmen den damit verbundenen Farbklang. Da die Objekte in der Natur, ebenso wie in Städten und in Räumen, keine glatten Flächen bilden, die Licht ganz gleichmäßig aufnehmen beziehungsweise reflektieren, gibt es neben den Hauptfarben immer unzählige Zwischentöne. Sie entstehen aus den „farbschluckenden" Schattenbereichen und den weißen Stellen der Gegenstände, die fast das gesamte Lichtspektrum reflektieren.

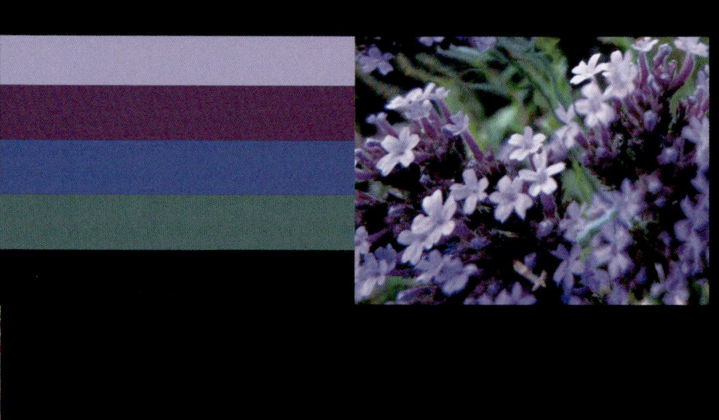

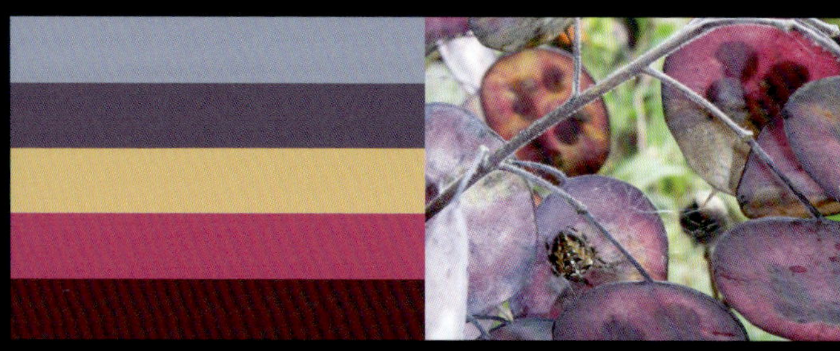

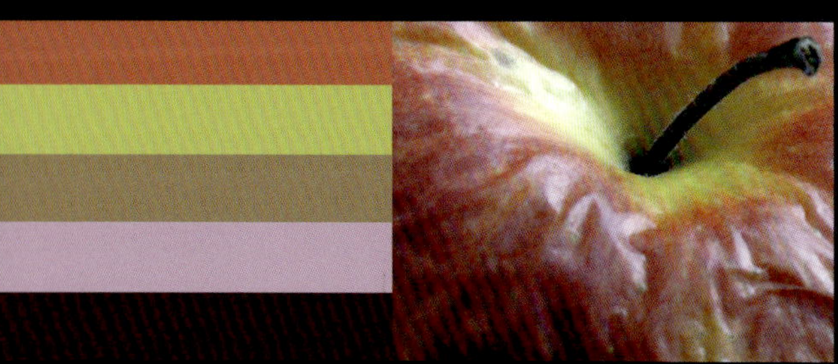

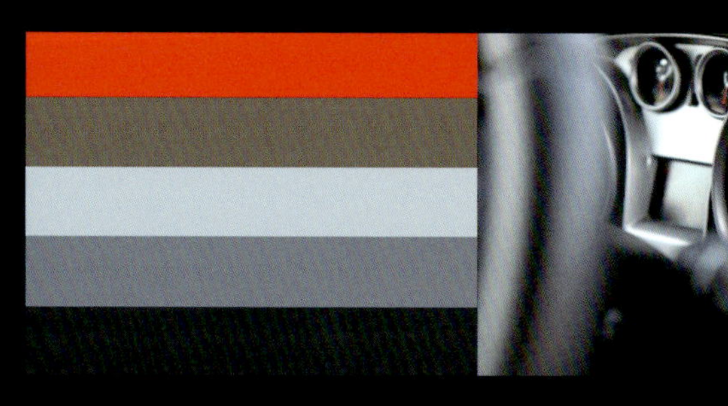

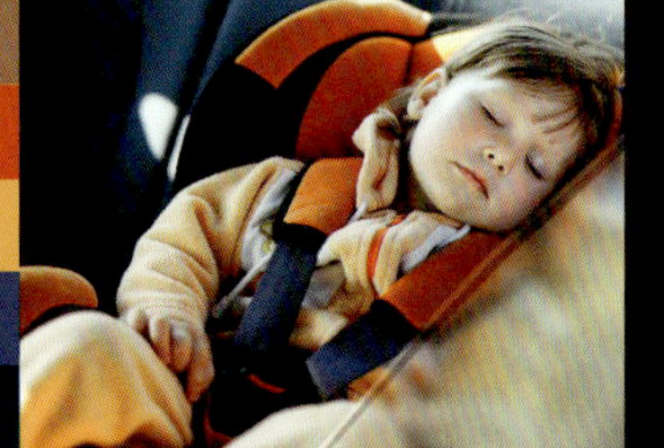

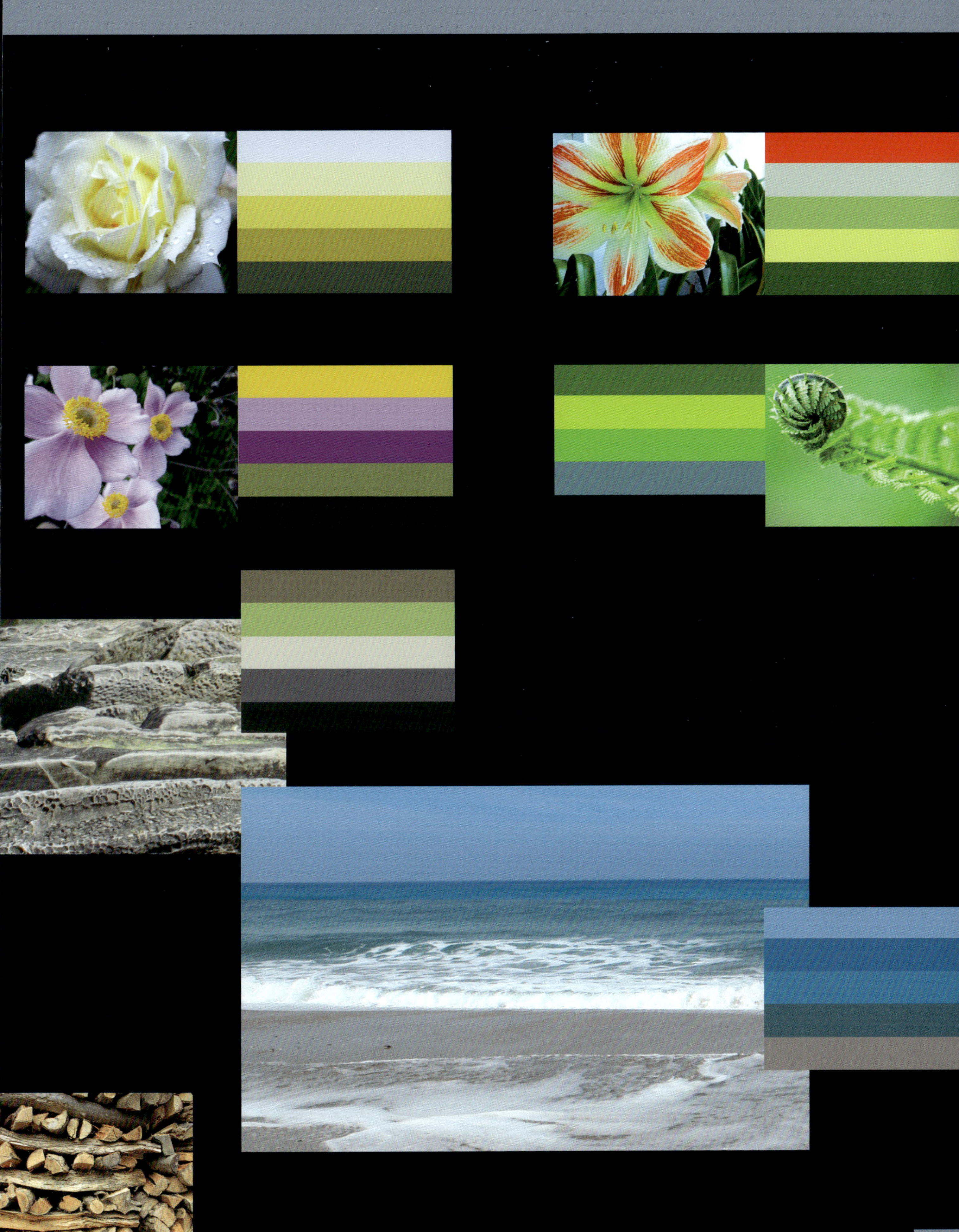

Die Bedeutung von Licht und Farbe für den Menschen

Dass Farben in der Natur eine Rolle spielen, ist den Menschen seit Jahrhunderten bekannt. Schon der griechische Wissenschaftler und Philosoph Pythagoras (580–494 v. Chr.) hat auf die Zusammenhänge von Farben mit dem Leben hingewiesen. Das Phänomen Licht ist dabei untrennbar mit Farben verbunden. Goethe schrieb: „Der Mensch empfindet im Allgemeinen eine große Freude an Farben. Das Auge bedarf ihrer, wie es des Lichtes bedarf."

Licht und Farben sind lebensnotwendig

Licht: Sonnenlicht ist für die Gesundheit enorm wichtig. Ein anhaltender Mangel kann zu funktionellen Nervenstörungen, Vitamin-D-Mangel, einer Schwächung der Abwehrkraft und zur Verschlimmerung chronischer Krankheiten führen. Sonnenlicht fördert unter anderem die Muskelfunktionen, vermehrt die Widerstandskraft gegen Grippe und die Bildung von Spurenelementen. Licht bedeutet auch Nahrung für das autonome Nervensystem.

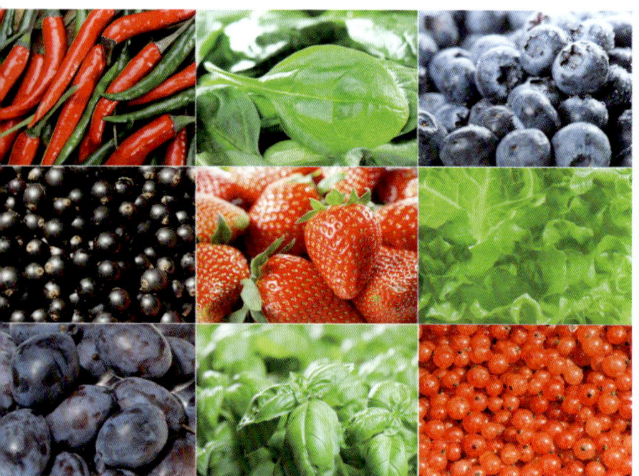

Farbe: Insbesondere in der Ernährung spielt Farbe eine sehr wichtige Rolle. Durch die Einnahme der Pflanzenfarben werden eine bessere Zellatmung erreicht und somit eine bessere Versorgung des Körpers mit Vitaminen, Spurenelementen und Enzymen. Ein Beispiel sind die Anthocyane, wasserlösliche Pflanzenfarbstoffe, die in nahezu allen höheren Pflanzen vorkommen und den Blüten und Früchten ihre rote, violette, blaue oder blauschwarze Färbung geben. Sie gehören zu den Flavonoiden, denen generell antioxidative Eigenschaften zugeschrieben werden. Diese Farbstoffe verbessern besonders die Sauerstoffzufuhr in den Zellen und haben damit eine aufbauende Funktion für den Körper. Sie sind unter anderem in Rote-Bete-Saft enthalten, in Holunder- oder Heidelbeersäften, in blauen Weintrauben, blauen Pflaumen und Blaubeeren.

Die Wirkung der Farben auf die Psyche

In der Neuzeit wurden viele Untersuchungen zu psychologischen Bedeutungen und Wirkungen von Farben durchgeführt. Dabei hat sich unter anderem herausgestellt, dass Rot und Blau die Lieblingsfarben der meisten Menschen sind. Braun und Violett sind die Farben, die von den meisten Menschen abgelehnt werden.

Demnach gilt Rot als die Farbe der Stärke, Gesundheit und Vitalität, Blau steht eher für Konservatismus, Pflicht und Überlegung. Während Rot die Menschen eher gewalttätig macht, ist Blau eine beruhigende, lindernde Farbe.

Farben können auf Prozesse und menschliche Eigenschaften Einfluss nehmen, beispielsweise auf Wahrnehmungs- und Gedächtnisleistungen, auf Assoziationen, Synästhesien (Koppelung mehrerer Wahrnehmungsbereiche), Emotionen, das Temperament und den Gesundheitszustand.

Licht und Farbe für optimales Sehen

Der Mensch ist ein optischer Typ: Etwa 80 % der Informationen, die wir mit unseren Sinnesorganen wahrnehmen, nehmen wir über das Auge auf. Wie gut unsere Sehleistung ist, hängt dabei von der Beleuchtung ab. In der Physik ist die Einheit der Beleuchtungsstärke das Lux (lx). Mit der Beleuchtungsstärke steigt auch die visuelle Leistung:

- 50 lx ca. 85 % visuelle Leistung,
- 100 lx ca. 90 % visuelle Leistung und
- 200 lx ca. 93 % visuelle Leistung.

Allerdings kommt es nicht auf eine maximale, sondern vielmehr auf eine optimale Beleuchtung an, die den Sehanforderungen je nach Situation genügt, zum Beispiel:

- Bahnsteige – 10 lx
- Verkehrswege für Personen, Lagerräume – 50 lx
- Verkehrsräume für Personen und Fahrzeuge, Treppen, Toiletten – 100 lx
- Sanitärraum, Büro, Küche, Feinmontage – 500 lx
- Montage elektronischer Bauteile, Uhrmacherwerkstatt – 1.500 lx

Wie lichtempfindlich unser Auge ist, ist von verschiedenen Faktoren abhängig: vom Individuum, von dessen Alter und auch davon, ob es Tag oder Nacht ist. Die Augenempfindlichkeitskurve beispielsweise hat am Tag ihr Maximum bei 555 nm (Grüngelb) und in der Nacht bei 500 nm (Blaugrün).

Licht und Farben beeinflussen die Leistungsfähigkeit

Mittlerweile wurde auch erkannt, wie wichtig eine optimale Beleuchtung gerade im Berufsleben ist. Die positiven Auswirkungen, die unter anderem erzielt werden können, sind:

- Die Leistung nimmt quantitativ um 5 bis 10 % zu.
- Die Leistung nimmt qualitativ durch Senkung der Fehler- und Ausschussquote zu. Die Leistungszunahme kann bis zu 30 % betragen.
- Ebenso ist eine Senkung der Unfallquote zu verzeichnen.
- Die Sauberkeit wird durch helle Räume gefördert.
- Die Arbeitsfreude, das Wohlbefinden und die Konzentrationsfähigkeit können positiv beeinflusst und erhöht werden, während die Ermüdung gesenkt werden kann. Dabei ist auch die Farbgestaltung zu beachten.

Durch entsprechende Farbgestaltungen können in Arbeitsräumen günstige Wirkungen erzielt werden. Die Farbe Weiß beispielsweise wirkt erziehend auf Sauberkeit und Ordnung. Bei grauen Farbtönen ist die Unterschiedsempfindung nur sehr gering, Signale sind schlecht erkennbar. Ungünstige geometrische Raumverhältnisse können durch Farben korrigiert, Feinheiten betont, Blendungen vermieden, Gefahrenbereiche hervorgehoben werden.

Günstige Wirkungen durch Farbgestaltung

kalte Räume wirken wärmer	durch warme Farben	Gelb- und Orangetöne
zu warme Räume wirken kühler	durch kalte Farben	Grün- und Blautöne
ein hoher Geräuschpegel wird besser erträglich	durch passive Farben	Grün-, Blau- und Brauntöne
geistiges Arbeiten wird unterstützt	durch anregende Farben	Gelb, Hellgrün

Die heilende Wirkung von Licht und Farben

Schon früh erkannt: die heilende Wirkung von Farben

Farben wurden schon sehr früh zur Heilung eingesetzt. So gibt es beispielsweise Hinweise darauf, dass bereits bei den Alten Ägyptern Farbtherapien durchgeführt wurden, bei denen die Priester zugleich Ärzte waren und die Medizin als Geheimwissenschaft galt. Weitere Belege gibt es für die Anwendung von Farbtherapien im Alten Peru, in Mexiko und auch in China, wo den Farben neben den fünf Elementen Meridian-Funktionskreise zugeordnet wurden.

Der Weg zur modernen Farbtherapie

- Bereits der deutsche Arzt und Philosoph Paracelsus (1493–1541) erkannte den Wert der Farben für die Medizin, ohne jedoch das Wesen der Farben erklären zu können.
- In den 1870er-Jahren fiel dem Wissenschaftler Paul Ehrlich bei seinen Versuchen, Bakterien zu färben, auf, dass einige pathogene Mikroorganismen empfindlich auf bestimmte Farbstoffe reagieren.
- 1877 entdeckten in England Downs und Blunt die positive Wirkung von ultraviolettem Licht bei Rachitis, da es zu einer Erhöhung der Vitamin-D-Produktion führte. Ein Zuviel verursachte jedoch Hautkrebs und Katarakt.
- 1878 veröffentlichte der Amerikaner Dr. Edwin Babbitt sein Buch „The Principles of Light and Color“ und legte damit den Grundstein zur modernen Farbenbestrahlungstherapie.
- 1894 erschien das Buch „Die Licht- und Farbgesetze und deren therapeutische Anwendung“ von Dr. Georg von Langsdorff. Er entdeckte, dass Rotlicht die Ausdehnung der Gefäße und dadurch eine bessere Durchblutung bewirkt; Blaulicht dagegen ruft genau das Gegenteil hervor und macht unter anderem die Haut unempfindlicher. Diese Erkenntnis nutzen heute manche Zahnärzte und verwenden Blaulichtbestrahlung bei kurzen operativen Eingriffen und zur Verhinderung von Zahnschmerzen.
- 1896 gründete der Däne Niels R. Finsen ein Licht-Institut zur Behandlung von Tuberkulose und behandelte ebenso erfolgreich Pockenkranke. 1903 erhielt er den Nobelpreis.
- Um die Jahrhundertwende erfolgte eine Reihe von Untersuchungen, die zeigten, dass Pflanzen sich unter einer Farbbestrahlung mit Blau beziehungsweise Rot am besten entwickelten.
- Um 1900 verzeichnete Dr. Antonino Sciascia in Sizilien mit seinem Farblichtapparat, den er „Photokanter“ nannte, enorme Erfolge.
- 1931 lieferte Bruno P. Schliephacke mit seinem Buch „Farbe und Heilweise“ weitere wesentliche Erkenntnisse für die moderne Farbbestrahlungstherapie.
- Im Jahre 1957 wurde erstmals der günstige Einfluss blauen Lichts auf Neugeborenen-Gelbsucht beobachtet. Dabei zerlegt das blaue Licht das bei dieser Krankheit erhöhte Serumbilirubin in ausscheidbare Bestandteile. Die Wirksamkeit dieser Methode wurde mehrfach durch spätere Studien bestätigt, und sie wird in zahlreichen Säuglingsstationen angewandt.
- Theo Gimbel aus England führte ebenfalls bei Pflanzen Beobachtungen unter Bestrahlung mit verschiedenen Farben durch, wobei die Pflanzen mit Blaulicht nicht nur größer und kräftiger wurden, sondern auch besser schmeckten. In seinem Buch „Healing Through Colour“ berichtete er 1980 davon, wie eine aggressive Menschenmenge mit Blaulichtbestrahlung beruhigt werden konnte.

- 1990 veröffentlichte John Anderson eine über mehrere Jahre dauernde Untersuchung, wie blinkende rote Lichter auf Migräne wirken. Er verwendete eine Spezialbrille, bei der die Patienten Frequenz und Helligkeit der auf die Augen gerichteten abwechselnden Blinklichter selbst einstellen konnten. Die meisten Patienten wählten ein intensives, rasch blinkendes Licht zur Linderung ihrer Migräneschmerzen.

Weitere Erkenntnisse zur Farbtherapie:

- Ultraviolettes Licht verstärkt den Proteinstoffwechsel und verringert den Blutzuckerspiegel bei Diabetikern.
- In der Sowjetunion wurden Schulräume mit verschiedenfarbigen Lampen beleuchtet mit dem Ergebnis, dass die Schulkinder schneller wuchsen, bessere Leistungen erbrachten und weniger oft erkältet waren.
- Bei der Parkinson'schen Krankheit konnte beobachtet werden, dass sich das Zittern verminderte, wenn die Patienten Gelb und Rot in ihrer Umgebung mieden und außerdem Brillen mit grün getönten Gläsern trugen.

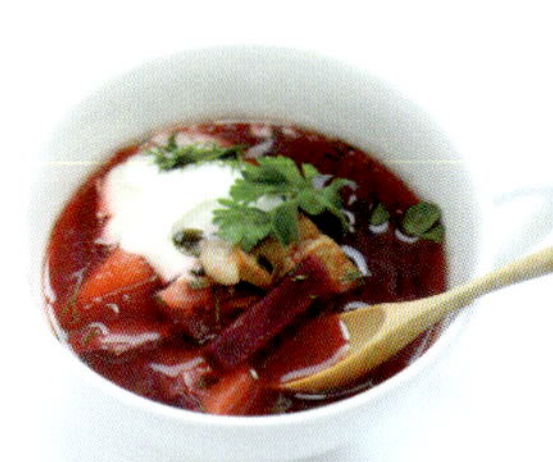

Bekannte Vorgehensweisen bei der Farbtherapie

Farben hatten schon in frühen Kulturen eine Bedeutung in der Heilung. Hinweise lassen darauf schließen, dass bereits bei den Alten Ägyptern Farbtherapien von den damaligen Priestern beziehungsweise Ärzten durchgeführt wurden.

Farbtherapien wurden bisher auf unterschiedliche Weise durchgeführt, zum Beispiel durch

- direkte Bestrahlung mit der entsprechenden Farbe;
- die bloße Vorstellung, die Farben „einzuatmen";
- das Tragen von entsprechend ausgewählter Kleidung;
- das Essen von farbigen beziehungsweise gefärbten oder farblichtbestrahlten Lebensmitteln.

Manchmal sagt man zum farbharmonischen Zustand eines Körpers, in dem keine Störungen existieren, dass er sich in Euchromatose befindet; bei Farbdisharmonien entstehen Dischromatosen, bei Farbmangel Hypochromatosen, bei einer Überladung mit Farben Hyperchromatosen. Das Heilen mit Farben wird heute als „Chromo-Therapie" bezeichnet.

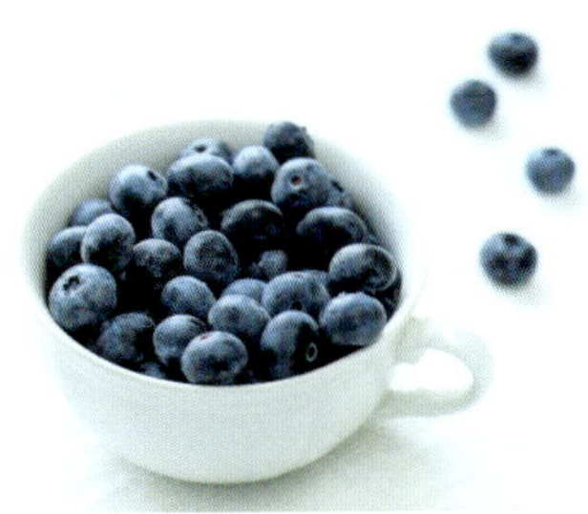

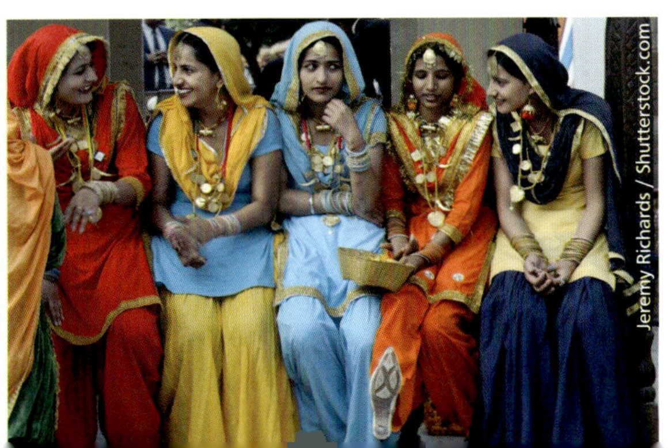

Jeremy Richards / Shutterstock.com

Farben und ihre Wirkungen

Farben werden in unterschiedlichen Bereichen angewendet. Zu Heilzwecken wird die Farbtherapie schon seit Jahrtausenden mit Erfolg praktiziert. Auch die Schulmedizin kennt verschiedene Farbwirkungen auf den Körper. Die nachfolgende Aufzählung ist eine keineswegs vollständige Sammlung von alten und neueren Erfahrungswerten. Sie stellt universitätsmedizinische Therapien nicht in Abrede und ersetzt sie auch nicht. Beraten Sie sich immer zuerst mit Ihrem Arzt, wenn Sie eine Licht- bzw. Farbbehandlung bei bestimmten Beschwerden oder bei Krankheit einsetzen wollen.

Weiß

- Fördert Haut, Nase, Geruchssinn
- Wirkt antiviral
- Kann unterstützend wirken bei Zirkulationsstörungen, Austrocknung von Lippen, Mund, Rachen, Nase, Haut, Asthma, Lungenerkrankungen und hartem Stuhl

Rosa

- Wirkt beruhigend auf Herz, Thymusdrüse, Lungen, Immunsystem, Lymphe

Magenta

- Wirkt günstig auf das Hormonsystem und die Geschlechtsorgane
- Wirkt (stark) entgiftend
- Anwendung auch bei Übelkeit empfohlen

Rot

- Hat eine Wirkung auf die Nebennieren
- Energie breitet sich auf die Nieren aus und beschleunigt die Ableitung der Giftstoffe über Niere und Blase
- Fördert die Selbstheilungskräfte und aktiviert den Solarplexus
- Fördert die Durchblutung und hat eine positive Wirkung auf Herz, Lunge und Muskeln
- Findet Anwendung bei eiternden Wunden, chronischem Husten, Asthma, Kehlkopfkrankheiten, Anämie, nässenden Flechten, Frostschäden und allgemein Hauterkrankungen

Vorsicht ist geboten bei Fieber, Ulcera, Hypertonie, Schwellungen, Entzündungen, bei hyperaktiven, aggressiven Personen.

Achtung bei Nervenerkrankungen: Es besteht die Gefahr von Tobsuchtanfällen.

Rotorange

- Wirkt aufbauend, aufrichtend, ausdehnend und anregend
- Wirkt positiv auf Solarplexus und Herz
- Fördert die Hirndurchblutung
- Löst Blockaden im Bauchraum

Vorsicht ist geboten bei Krampfbereitschaft und Angina pectoris.

Orangerot

- Wirkt auf Haut und Genitaldrüsen

Orange

- Findet Anwendung bei allen Sklerosen, beispielsweise Arterio-, Cerebral- und Coronarsklerose
- Fördert den Appetit und wirkt daher positiv bei Abmagerung und/oder Anämie
- Positiv bei Herzleiden, besonders bei der Insuffizienz (allerdings sollte bei Herzinfarkt und Angina pectoris auf Blau gewechselt werden)
- Wirkt mit einer kurzen Anwendung morgendlicher Müdigkeit entgegen

Gelborange

- Zeigt eine Wirkung auf Lunge und Thymus
- Wirkt erweiternd, ausdehnend, harmonisierend
- Steigert die Aufnahmefähigkeit von Licht
- Beschleunigt die Sauerstoffzufuhr zum Gehirn, CO_2 wird verstärkt über die Lunge abgegeben – wirkt deshalb besonders im Brustraum und in der Lunge, hat daher auch einen stark entgiftenden Effekt
- Anwendung bei Beschwerden im Brust-, Herz- und Halsbereich, Arteriosklerose

Vorsicht ist geboten bei Tetanieneigung (Hyperventilation) – zurückhaltend anwenden. Bei starken Angstzuständen kann diese Farbe zu Kontraktionen und Verkrampfungen führen.

Gold

- Empfohlen bei Stirnhöhlenentzündung, Erkältung
- Förderlich bei Herz- und Kreislauferkrankungen

Gelb

- Regt Magen und Pankreas an, fördert die Verdauung allgemein
- Bei allen Erkrankungen des Verdauungstraktes
- Stärkt Nerven und Drüsensystem
- Macht Chronisches akut und ist allgemein bei Erkrankungen der Leber, der Blase, der Nerven und des Magens zu empfehlen

Gelbgrün

- Wirkt ausdehnend, erleichternd
- Zusammen mit Grün zur Behandlung aller Oberbauchorgane geeignet
- Gibt Nervenkraft und entspannt
- Als Anregung der Entgiftung über die Nieren geeignet (Nieren bestrahlen)
- Alle Erkrankungen, die man mit Gelb bestrahlt (zum Beispiel Erkrankungen des Verdauungsapparates), können mit dieser Farbe schonender behandelt werden

Grün

- Wirkt ausgleichend
- Lockert Blockaden im Bauchraum (ähnlich wie Gelbgrün)
- Günstige Wirkung auf alle großen Organe (Leber, Magen, Milz, Pankreas) – setzt gestaute Energie frei
- Gilt als neutraler Faktor – sediert, beruhigt und entspannt
- Unterstützt bei Bronchialkatarrh, Keuchhusten, Gelenkentzündungen (hier wechselt man mit Blau), Geschwülsten und Geschwüren, Zysten, Augenerkrankungen sowie Diabetes
- Bei allen chronischen Erkrankungen ab und zu verwenden

Blaugrün

- Unterstützt die Ausscheidung und das Pankreas

Türkis bzw. Cyan

- Fördert die allgemeine Hautkräftigung
- Stimuliert den Stoffwechsel hinsichtlich der Immunabwehr
- Regt die Thymusdrüse an und fördert damit wiederum die Immunabwehr
- Unterstützt bei der Hautbildung nach Verbrennungen
- Empfohlen bei Hyperthyreose
- Günstig bei Stresssyndromen und Erschöpfungszuständen
- Wirkt Belastung durch E-Smog entgegen

Blau

- Gilt als kalte Farbe, wirkt entspannend
- Ist die Farbe der Hypophyse und des Endokrinums
- Wirkt auf Thyroidea, Parathyroidea, Galle, Kehlkopf, Lunge
- Für alle hitzigen Krankheiten wie eitrige Prozesse, Schmerzen und Blutfülle
- Anwendung bei Hämorrhoiden und Warzen, Strumen und bei manchen Herzleiden sowie bei Schlaflosigkeit und Blutungen
- Wirkt auf Testis und Ovarien, empfohlen bei Impotenz und Frigidität
- Unterstützt die Regulierung der Muskelkontraktion, Bänder und Gewebe
- Ist die Farbe des Klimakteriums

Indigo

- Wirkt auf die Hypophyse, auf Skelett, Milz, Sinnessystem, Kleinhirn (Epiphyse)
- Empfohlen bei HNO-Erkrankungen, unter anderem Tonsillitis, Schwerhörigkeit
- Unterstützend bei Erkrankungen der Augen, zum Beispiel Grauer Star
- Lungenerkrankungen wie Pneumonie, Asthma, Bronchitis, Tuberkulose
- Empfohlen bei Schmerzen aller Art
- Günstig bei Diarrhoe
- Wirkt Hyperaktivität und Schlafstörungen positiv entgegen
- Fördert Wundheilung und Blutstillung

Violett

- Wirkt günstig auf die Leukozytenproduktion und die Milz
- Ist lymphanregend
- Unterstützt die Normalisierung des Stoffwechsels und die Drüsentätigkeit (unter anderem Pankreas)
- Verbessert die Kommunikation zwischen den beiden Hirnhälften
- Beruhigt das Nervensystem sowie die Herz- und Muskelaktivität

Vorsicht ist geboten bei gewalttätigen Menschen. Hier am besten gar nicht einsetzen.

Purpur

- Wirkt beruhigend auf Herz und Kreislauf
- Unterstützt die Verringerung der Schmerzempfindlichkeit
- Kräftigt die Venen
- Entspannend und schlaffördernd
- Förderlich bei Hypertonie
- Empfohlen bei Schmerzen, Fieber und Schlafstörungen

Braun

- Unterstützend für Milz/Pankreas/Magen
- Förderlich für Bindegewebe
- Enthält Rot, jedoch ohne dessen „Vitalität“
- Wenig „Bewegung“, aber viel Wärme
- Als Raumfarbe strahlt es natürlichen, rustikalen Charakter und Gemütlichkeit aus

Lichttherapie

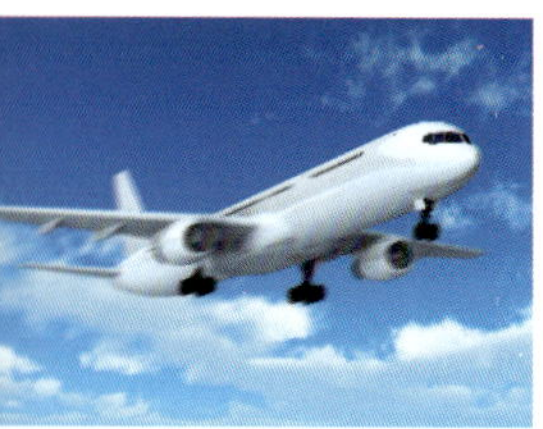

Lichttherapie bei Jetlag und Schichtarbeit

Als „Jetlag" werden Kreislaufstörungen bezeichnet, die sich nach Flügen über mehrere Zeitzonen einstellen können. Typische Jetlag-Symptome sind zum Beispiel gestörter Schlaf, Magen- und Darmbeschwerden, allgemeines Unwohlsein sowie eine herabgesetzte Wachheit und verringerte Aufmerksamkeitsspanne.

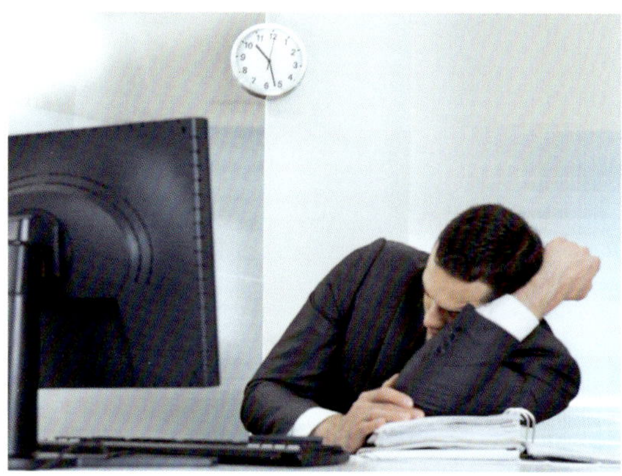

Wie entsteht „Jetlag"?

Angenommen, ein Reisender fliegt von London nach New York: Zwischen den beiden Städten besteht ein Zeitunterschied von fünf Stunden. Der Körper ist also bei einem Flug von London nach New York bei der Ankunft noch auf Londoner Zeit eingestellt, obwohl es in New York fünf Stunden früher ist. Will der Reisende gemeinsam mit den New Yorkern schlafen gehen, muss er entsprechend länger „wach bleiben". Die gegenteilige Situation tritt beim Rückflug ein.

Was tun?

Unsere „innere Uhr" würde mehrere Tage benötigen, um sich selbstständig wieder auf die am Ankunftsort gültige Zeit umzustellen. Hier unterstützt die Lichttherapie:
Der Reisende kann durch gezielte Lichtexposition von intensivem weißen Licht bereits vor Reiseantritt auf die lokale Zeit des Zielortes angepasst werden. Neuere Untersuchungen zeigen, dass auch die Kombination von Farben in einem Farbdurchlauf eine ähnliche Wirkung erzeugt (siehe hierzu auch Seite 33).

Findet der Flug also beispielsweise um 17.00 Uhr statt, erhält der Reisende in London helles Licht, das dem Körper vortäuscht, es sei erst 12.00 Uhr mittags, also die Zeit in New York.

Im Idealfall beginnt die Behandlung bereits einige Tage vor dem Flug, da diese künstliche Neustellung der „inneren Uhr" nur begrenzt möglich ist. Bei Bedarf kann die Behandlung im Flugzeug oder in New York fortgesetzt werden (siehe hierzu auch Seite 33).

Schichtarbeit verwirrt die „innere Uhr"

Ganz ähnlich gelagert ist das Problem bei der Schichtarbeit. Durch wechselnde Arbeitszeiten von Früh-, Nachmittags- bis Nachtschicht wird die „innere Uhr" verwirrt, und es können dieselben gesundheitlichen Folgen wie beim Jetlag auftreten. Auch hier kann gezielte Lichtexposition zur Schichtvorbereitung helfen.

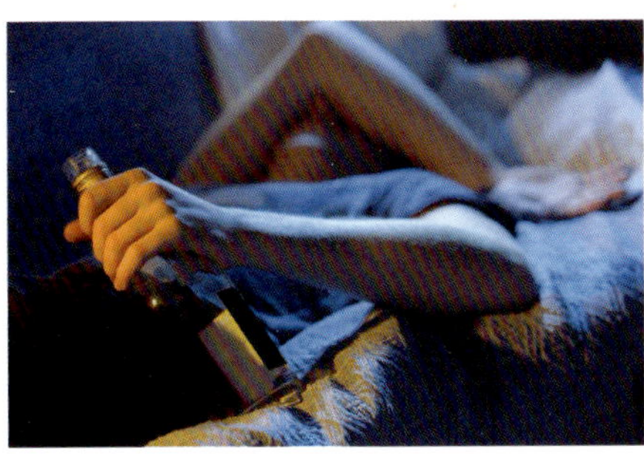

Lichttherapie bei Alkoholismus

Der Zufall brachte es ans Licht, dass Lichttherapie auch bei Alkoholismus eine positive Wirkung haben kann. Allerdings wurde der Zusammenhang zunächst nicht beim Menschen festgestellt, sondern in einem Experiment mit Ratten.

Warum trinken Ratten nur am Wochenende Alkohol?
Der Stressforscher Irving Geller setzte Versuchsratten jeweils unterschiedlichen Arten von Stress aus: Er wollte damit erreichen, dass die Tiere Alkohol tranken. Sie bevorzugten jedoch unter allen Bedingungen eindeutig Wasser.

Überraschenderweise galt dies aber nicht für die Wochenenden! An diesen Tagen kam es bei den Ratten vielmehr zu regelrechten „Trinkexzessen". Geller war verblüfft. Er überprüfte die Versuchseinrichtung und entdeckte einen Defekt in der automatischen Zeitschaltuhr der Beleuchtung: Die Tiere saßen am Wochenende im Dunkeln.

Inzwischen gibt es auch Untersuchungen bei Menschen über vermehrten Alkoholkonsum in Abhängigkeit von Dunkelheit. So steigt beispielsweise in Norwegen der Alkoholkonsum während der lichtlosen Zeit der Polarnächte stark an. Andere Untersuchungen konnten zeigen, dass in den Wintermonaten mehr Alkoholabhängige ambulante Therapieeinrichtungen nutzen.

Was Lichttherapie bei Alkoholismus bewirken kann
Die ersten Studien, in denen Lichttherapie bei Alkoholismus eingesetzt wurde, hatten vorrangig das Ziel, die Begleitsymptome des Alkoholismus und seines Entzugs zu mindern. Und tatsächlich: Depressionen, Ängstlichkeit, Appetit- und Schlafstörungen ließen sich durch Licht vermindern.

Auch im akuten Alkoholentzug verbesserten sich die Leistungs-, Auffassungs- und Konzentrationsfähigkeit durch Lichttherapie, kombiniert mit einem Psychopharmakon. Wurde die Lichttherapie abgesetzt, verschlechterte sich der Zustand wieder.

In einer anderen Studie stellte sich dann heraus: Selbst ohne Psychopharmakon steigert die Lichttherapie im akuten Alkoholentzug die Wachheit, Stimmung und den Antrieb.

Vor allem aber normalisieren sich ab der dritten Entzugsnacht auch der Schlafbeginn und der anhaltende Schlaf, sodass der Rückfallgrund „Schlafstörungen" durch Lichttherapie abgemildert werden konnte.

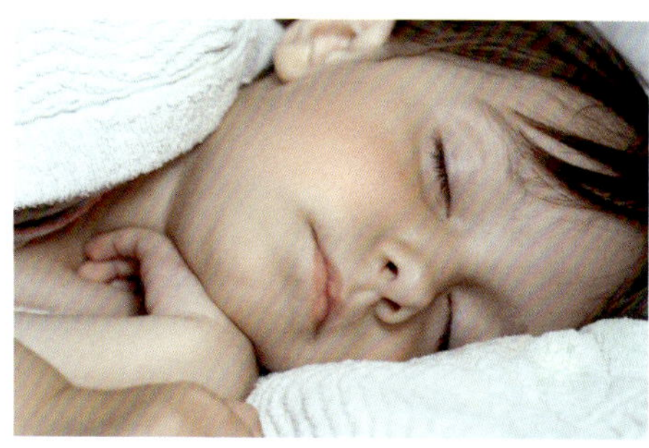

Lichttherapie bei Schlafstörungen

Körperfunktionen, die sich jeden Tag etwa zur gleichen Zeit in ihrer Intensität wiederholen, werden „zirkadiane Rhythmen" genannt. Schlafen und Wachen gehören zu diesen Rhythmen.

Die „innere Uhr" wird in einer natürlichen Umwelt durch Tageslicht und soziale Reize auf eine Periode von 24 Stunden synchronisiert. Auch Schlafen und Wachen müssen sich rhythmisch der Tageslänge anpassen.

Im „Bunker" tickt die innere Uhr anders
Biologen des Max-Planck-Institutes in Andechs experimentierten in unterirdischen Isolierstationen, in denen Versuchspersonen ohne externe Zeitgeber wie Tageslicht, Uhren, Radios und Ähnliches über mehrere Wochen leben und einfach ihrem natürlichen Schlaf- und Wachbedürfnis nachkommen sollten.

Zwar war der Zeitpunkt des Zubettgehens und des Aufstehens auch hier weiterhin periodisch, was für die Erzeugung der Rhythmen durch innere Ursachen spricht, jedoch nicht im Wechsel von 24, sondern von durchschnittlich rund 25 Stunden.
Von sich aus würden also die Menschen jeden Tag eine Stunde später zu Bett gehen.

Einige Schlafstörungen können nun als eine Fehlfunktion dieser „inneren Uhr" betrachtet werden. So schlafen beispielsweise die sogenannten „Lerchen" (extreme Frühaufsteher) und die „Eulen" (extreme Nachtschwärmer) einfach zur „falschen" Zeit.

Entsprechend kann durch Lichttherapie mit weißem intensivem Licht die Schlafzeit neu justiert werden: „Eulen" erhalten morgens, zur erwünschten Aufstehzeit, Licht, „Lerchen" abends. Neuere Untersuchungen zeigen, dass auch die Kombination von Farben in einem Farbdurchlauf eine ähnliche Wirkung erzeugt.

Wer stellt die innere Uhr?
Inzwischen ist die anatomische „Ursache" der „inneren Uhr" gefunden:
der Nucleus suprachiasmaticus (SCN). Das ist ein kleiner Zellhaufen im Gehirn, der als Schrittmacher zirkadianer Körperrhythmen fungiert. Er erhält direkt von der Netzhaut des Auges Informationen über Tageshelle oder Nachtdunkel und wird so mit den Bedingungen des natürlichen 24-Stunden-Tages synchronisiert.

Erklärungsmodelle der Lichttherapie

Im Kapitel „Der Weg vom Auge zum Organ" wurde bereits beschrieben, dass neben der optischen Sehbahn auch eine energetische Sehbahn existiert, die die Augen direkt mit dem Hypothalamus, der Hypophyse und der Zirbeldrüse verbindet (siehe Seite 9). Die Zirbeldrüse reagiert auf Helligkeitsveränderungen durch Variationen in der Produktion des Hormons Melatonin.

Melatonin ist ein verhältnismäßig einfaches chemisches Molekül, das praktisch aus Melanin und Serotonin zusammengesetzt ist. Der Melatoningehalt im Serum folgt einem zirkadianen Rhythmus, wobei tagsüber relativ wenig Melatonin gebildet wird und die Syntheserate in der Nacht, unabhängig vom Schlaf, erheblich gesteigert ist. Die jeweilige Tageslänge wird also endokrinologisch in Schwankungen der Melatoninproduktion „übersetzt". Das Melatonin stellt den Körper auf Nachtbetrieb um und sorgt so zum Beispiel für die Senkung der Körpertemperatur.

Ein besonders einfaches Erklärungsmodell geht von der Idee aus, dass allein die Menge des Lichtes, die über die Retina vom zentralen Nervensystem empfangen wird, von ausschlaggebender Bedeutung sei. Je nach individuellem Schwellenwert benötige der Mensch eine bestimmte „Portion" Licht; wird sie unterschritten, entstünden Depressionen. Immerhin erklärt dieses Modell die tageszeitunabhängige, antidepressive Wirkung der Lichttherapie.

Schließlich wird auch auf der molekularen Zellebene nach lichtempfindlichen Prozessen geforscht. Ein möglicher Lichtakzeptor ist die Cytochrom-c–Oxidase, der vierte Komplex in der Atmungskette, die mehrere Absorptionsmaxima im sichtbaren Bereich aufweist. Durch das absorbierte Licht kann unter anderem der Elektronenfluss durch die Atmungskette beschleunigt werden*.

* T.I. Karu, Proceedings of Light-Activated Tissue Regeneration and Therapy Conference, Lissabon 2007

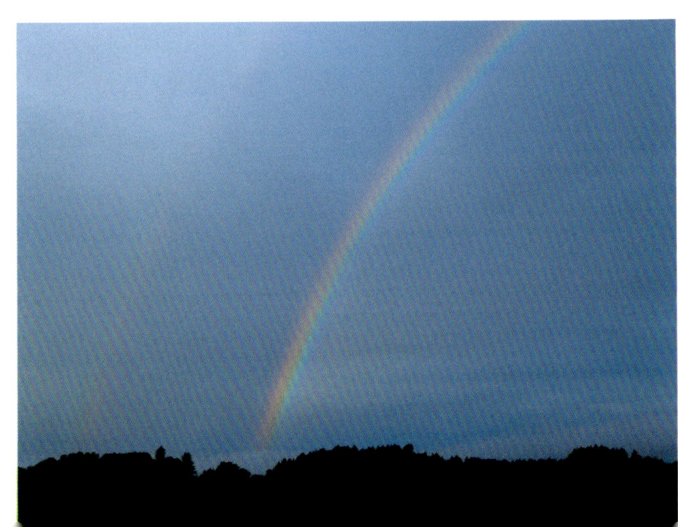

Mehr zu den Biophotonen

Biophotonen als Kommunikationsmittel

Die Biophotonenausstrahlung zweier Gruppen gleicher Organismen ändert sich, wenn sie in Sichtkontakt zueinander stehen. Dieses Phänomen deutet auf eine Form von Kommunikation zwischen beiden Gruppen hin und kann nicht mit willkürlichen biochemischen Reaktionen erklärt werden.

Tote Organismen strahlen keine Biophotonen ab

Tote Organismen geben, wie die unbelebte Natur, ein charakteristisches Spektrum elektromagnetischer Strahlung ab, das von den enthaltenen Stoffen und der Umgebungstemperatur abhängt. Tote Organismen strahlen im Gegensatz zu lebenden allerdings keine Biophotonen mehr ab.

Biophotonenabsorption als Krebsursache?

1970 forschte der deutsche Physikers Prof. Dr. Fritz-Albert Popp nach den Differenzen zwischen den Substanzen Benzo(a)pyren und Benzo(e)pyren. Beide Stoffe bestehen aus fünf Benzolringen. Jedoch ist Benzo(e)pyren eine harmlose Substanz, aus der erst durch eine Umgruppierung eines der Benzolringe Benzo(a)pyren entsteht, eine der stärksten krebserregenden Substanzen. Sie kommt unter anderem in Rauch und in Autoabgasen vor. Interessant ist dabei, dass sich beide Substanzen chemisch völlig gleichen. Der Unterschied besteht lediglich in einer anderen räumlichen Struktur (Abb. 16), die zu stark unterschiedlichen optischen Eigenschaften führt: Benzo(e)pyren ist für blauviolettes Licht durchlässig, während Benzo(a)pyren es absorbiert und teilweise als Infrarotstrahlung wieder aussendet. Weil sich beide Substanzen chemisch völlig gleichen, müssen die krebsfördernden Eigenschaften des Benzo(a)pyren bei den optischen Eigenschaften vermutet werden. Die Absorption blauvioletten Lichts durch Benzo(a)pyren könnte unter anderem dazu führen, dass dadurch ungenügend Licht für die sogenannte Photoreparatur von DNS-Schäden zur Verfügung steht.

Diese Beobachtungen veranlassten Popp zu einer neuen Erklärung für die Entstehung von Krebs, die man damals als revolutionär bezeichnen musste. Im Gegensatz zu den chemischen Erklärungsversuchen behauptete Popp, dass Photonen nicht nur bei der DNS-Photoreparatur, sondern im ganzen Körper wichtige Steuer- und Reparaturaufgaben erfüllen und dass eben diese von krebsauslösenden Stoffen unterbunden werden.

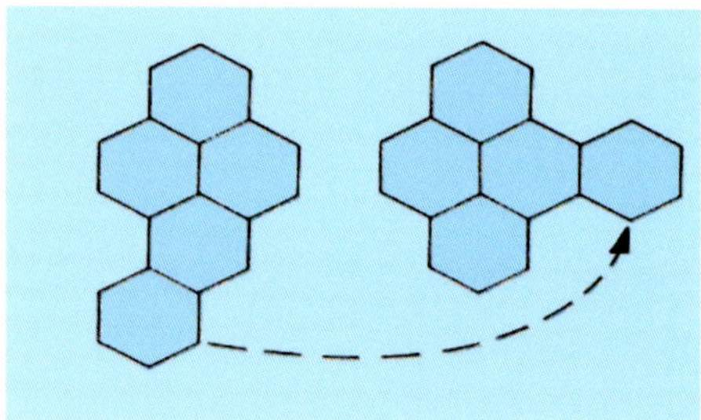

Abb. 16: Räumliche Struktur von Benzo(e)pyren und Benzo(a)pyren

Die Koordination der Lebensprozesse

Obwohl heutzutage viele Detailkenntnisse über die Interaktion der verschiedensten Moleküle und Organellen in der Zelle bekannt sind, ist trotzdem noch offen, wie es den einzelnen Komponenten gelingt, miteinander zu agieren. Um hierauf eine Antwort zu erhalten, genügt es nicht, einfach nur die Eigenschaften der individuellen Komponenten zu betrachten. Vielmehr ist es nötig, die Fragestellung ganzheitlich anzugehen. Um die Komplexität des Lebens anzudeuten, hier ein Beispiel:

Die Zellteilung (Mitose)
Als Mitose (griechisch μίτος: „Faden") bezeichnet man den Vorgang der Zellkernteilung bei Zellen eines eukaryotischen Lebewesens (Lebewesen mit Zellkern). Die Mitose ermöglicht es, dass nach einer Zellteilung beide Tochterzellen die gleiche Anzahl an Chromosomen und damit die gleiche Erbinformation erhalten. Um das Erbgut der Mutterzelle auf zwei Tochterzellen zu verteilen, werden die Chromosomen in der Interphase, einem Bestandteil des Zellzyklus, verdoppelt. In ihr entstehen aus den Ein-Chromatid-Chromosomen durch Replikation der DNA Zwei-Chromatiden-Chromosomen.

Eine Mitose dauert bei einem Menschen in der Regel eine Stunde, bei Fliegen rund acht Minuten und bei manchen Säugetieren bis zu ein Jahr. Es ist unglaublich, wie perfekt die Zellteilung vor sich geht und dabei der gesamte Chromosomensatz der DNS verdoppelt wird. Kleinste Fehler dabei können schon zu Fehlfunktionen oder zum Tod der Zelle führen.

Im menschlichen Körper sterben pro Sekunde zehn Millionen Zellen ab. Außerdem erneuert sich beim Menschen das gesamte Körpergewebe alle paar Jahre (bei der Maus alle paar Monate). Um rechtzeitig neue Zellen aufbauen zu können, müssen sämtliche Zellen des gleichen Zellverbands vom Absterben jeder Zelle in einer extrem kurzen Zeitspanne informiert und koordiniert werden. Das bedeutet, diese Informationen müssen mindestens innerhalb von 10^{-7} Sekunden ausgetauscht werden. Da die Entfernung vom Ort der absterbenden Zelle bis zu jeder beliebigen informierten Zelle im Durchschnitt einen Meter beträgt, muss die Geschwindigkeit des übermittelnden Signals $1 \text{ m}/10^{-7}$ sec sein – dies ist relativ nah an der Lichtgeschwindigkeit.
Die maximale Geschwindigkeit chemischer Botenstoffe beträgt jedoch „nur" etwa 100 m/sec. Es ist nicht nachvollziehbar, wie bei dieser geringen Geschwindigkeit die notwendigen Informationen innerhalb biologischer Systeme übertragen werden können.

Hier müssen Wechselwirkungen vorhanden sein, die über die statistische Diffusion hinausgehen und eine koordinierende Wirkung herbeiführen. Viele Forscher nehmen deshalb an, dass in jedem Lebewesen ein koordinierendes elektromagnetisches Feld vorhanden ist, das diese Aufgaben erfüllt. Es umfasst alle elektromagnetischen Körperphänomene von ganz tiefen bis ganz hohen Frequenzen.

Fraktale Grundlagen

Benoît Mandelbrot prägte 1975 den Begriff „Fraktal" von lateinisch „fractus" für gebrochen beziehungsweise „frangere" für unregelmäßige Fragmente erzeugen. Der Begriff bezeichnet natürliche oder künstliche Gebilde beziehungsweise geometrische Muster, die einen hohen Grad an Selbstähnlichkeit aufweisen. Das ist beispielsweise der Fall, wenn ein Objekt aus mehreren verkleinerten Kopien seiner selbst besteht.

Fraktale haben also die Eigenschaft, durch Zusammenlegen oder Aufteilen wieder im Wesentlichen das gleiche Muster auf einer anderen Größenskala zu erhalten. Beispiele für Fraktale finden sich auch überall in der Natur. Dazu gehören natürliche Gebilde wie Bäume, Wolken oder Küstenlinien. Diese Objekte sind in mehr oder weniger starkem Maß selbstähnlich strukturiert. So sieht ein Baumzweig ähnlich aus wie ein verkleinerter Baum. Abb. 17 ist rein mathematisch durch Wiederholung einer fraktalen Konstruktionsvorschrift entstanden und vermittelt dem Betrachter den Eindruck eines Farnblattes.

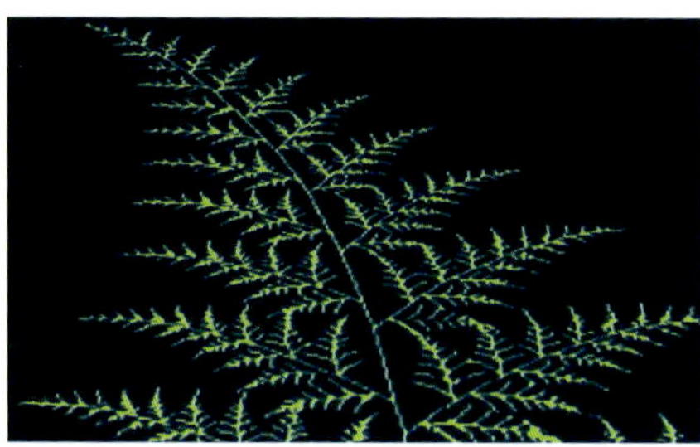

Abb. 17: Durch Wiederholung einer fraktalen Konstruktionsvorschrift entstandene Figur, die den Eindruck eines Farnblattes vermittelt

Attraktoren und Repelloren

„Chaos" in der Wissenschaftssprache bedeutet, dass das Verhalten eines Systems über einen bestimmten Zeitablauf hinweg nicht vorhergesagt werden kann, wenn der Verlauf extrem von den Anfangsbedingungen abhängt. Viele anscheinend chaotische Systeme zeigen trotzdem eine Form der Ordnung. Diese ist aber nur dann erkennbar, wenn ihr Verhalten in einer bestimmten Weise dargestellt wird.

Wirft zum Beispiel der Croupier in einem Spielcasino die Kugel in den rotierenden Roulettekessel, so bewegt sich diese in einer Kreisbewegung auf die Mitte zu, bis sie schließlich in irgendeine Vertiefung mit einer Zahl fällt. Da in diesem Fall der Mittelpunkt des Drehtellers die Kugel anzuziehen scheint, wird er auch (Punkt-)Attraktor genannt. Ein weiteres Beispiel ist ein gedämpftes Pendel, das sich kontinuierlich dem Ruhezustand im tiefsten Punkt (= Attraktor) nähert und dort schließlich stehen bleibt.

Bei der Untersuchung dynamischer Systeme interessiert man sich also vor allem für das Verhalten (für Zeiten gegen Unendlich) bei einem bestimmten Anfangszustand. Der Grenzwert wird als „Attraktor" bezeichnet. Mehrdimensionale Attraktoren sind ebenfalls möglich. So können bestimmte Bereiche im Weltraum als Attraktoren für Planetoide dienen.

Ein Repellor ist ein Bereich mit abstoßender Wirkung. Er hat also den entgegengesetzten Effekt eines Attraktors. Beispielsweise haben die Feldlinien eines Magnetfeldes die Wirkung eines Repellors, wenn zwei oder mehr Magnete mit gleicher Polariät zueinander angeordnet sind.

Alexander Lyapunov: dem Chaos auf der Spur

Ein Pionier im Bereich der Chaostheorie war Alexander Lyapunov (1857–1918). Er konnte das Verhalten dynamischer Systeme in einer komplexen Formel beschreiben, die eine veränderliche Zahl „L" als wichtigsten Bestandteil enthält. Die veränderliche Größe „L" ist als Lyapunov-Exponent bekannt und kann als Chaosindikator gesehen werden.

Wenn der Lyapunov-Exponent L<0 ist, gibt es einen stabilen Bereich, auf den das System zustrebt. Sehr präzise Vorhersagen können zwar immer noch nicht gemacht werden, aber alle Vorhersagen liegen in einem abgegrenzten Bereich, dem Attraktor.

Wenn der Lyapunov-Exponent L>0 ist, gibt es keinen stabilen Bereich. Bei Planetenbahnen kann man in solchen Fällen nicht vorhersagen, ob diese aus dem System in das Weltall entweichen oder auf die zentrale Sonne stürzen werden. Dies bedeutet kein wirkliches Chaos, sondern deutet auf die prinzipielle Unmöglichkeit hin, genauere Vorhersagen zu machen.

Anwendung im medizinischen Bereich

Krankheit stellt für den Körper einen chaotischen Zustand dar. Durch fraktale Bedingungen, die dieses Chaos wieder in einen stabilen Zustand bringen, kann eine Gesundung erfolgen. Dies geschieht zum Beispiel durch die Anwendung von fraktalen Schwingungsmustern, die beispielsweise aus dem Lyapunov-Formalismus gewonnen werden. Ein instabil gewordenes System, wie ein kranker Organismus (Lyapunov-Exponent L>0), kann auf diese Weise zum gewünschten Stabilitätsbereich (L< oder = 0) zurückgeführt werden. Im Allgemeinen werden mit einem Lyapunov-Exponenten L<0 stabile Bahnbereiche als Attraktoren für mechanische Körperbewegungen beschrieben. Hierbei handelt es sich um Bahnen, die sich im dreidimensionalen geometrischen Raum befinden. In Analogie dazu können für biologische Systeme stabile Zustände oder Bereiche definiert werden, die nicht für den geometrischen Raum gelten, sondern beispielsweise für die Dimensionen Frequenz, Phase und Zeit.

Wird die Einnahme von Medikamenten nach einem Lyapunov Exponenten sowohl zeitlich als auch mengenmäßig untersucht, führt dies beispielsweise bei Herzmedikamenten zur Reduzierung der Dosis bei gleichzeitiger Wirkungserhöhung.

Will man eine Behandlung mit Schwingungsmustern (zum Beispiel elektromagnetischen oder Schallwellen) durchführen, erscheint es unter den beschriebenen Bedingungen ratsam, in Abhängigkeit von der erwünschten therapeutischen Wirkung zwischen Frequenzmustern der auf- und abbauenden Wirkungen zu unterscheiden. Aufbauende Wirkungen sind zum Beispiel Zusammenhalt und Koordination von Körpersystemen und im Körper befindlichen Kommunikationssystemen. Abbauende Wirkungen wären beispielsweise die Ausleitung von Toxinen oder Mikroorganismen. Die Therapieergebnisse können sich dadurch wesentlich verbessern.

Anwendung im Bereich der Lichttherapie

Mit den beschriebenen Grundlagen der Fraktale und der Chaostheorie können die Anwendungen der Licht- und Farbtherapie weiter optimiert werden, indem sie unter anderem Antworten auf folgende Fragen geben:

- Wie schnell sollen die farbigen Leuchtmittel blinken?
- Wie lang sollen die Ein- und Auszeiten der Leuchtmittel sein?
- In welchen Rhythmen sollen die unterschiedlichen Farben nacheinander ablaufen?
- Mit welcher Intensität sollen die Farben leuchten?

Dass die Antworten auf solchen Fragen wichtig sind, wurde bereits vor fast 80 Jahren durch Alexander Gurwitsch, den frühen Pionier der Biophotonen, nachgewiesen. In einem Experiment wurden zwei Kulturen von Hefezellen durch eine undurchsichtige Scheibe mit Löchern getrennt, siehe Abb. 18. Wenn die Kulturen einander kontinuierlich „sehen" konnten (ein Loch befand sich genau zwischen den Kulturen), war nach sechs bis acht Minuten eine beidseitige Erhöhung des prozentualen Anteils der sich teilenden Hefezellen festzustellen. Wenn die Scheibe mit 50 Hertz rotierte, war diese Erhöhung bereits nach 30 Sekunden vorhanden. Die Zeit konnte auf 12 Sekunden reduziert werden, wenn die Scheibe mit 100 bis 800 Hertz rotierte. Hier sehen wir nicht nur, dass eine gegenseitige Beeinflussung durch Biophotonen stattfindet, sondern auch, dass diese viel effektiver wird, wenn der Strom der Biophotonen mit einer bestimmten Frequenz unterbrochen wird (Pulsung).

Abb. 18:
Aufbau und Ergebnisse eines Experiments von Alexander Gurwitsch aus den 1920er-Jahren

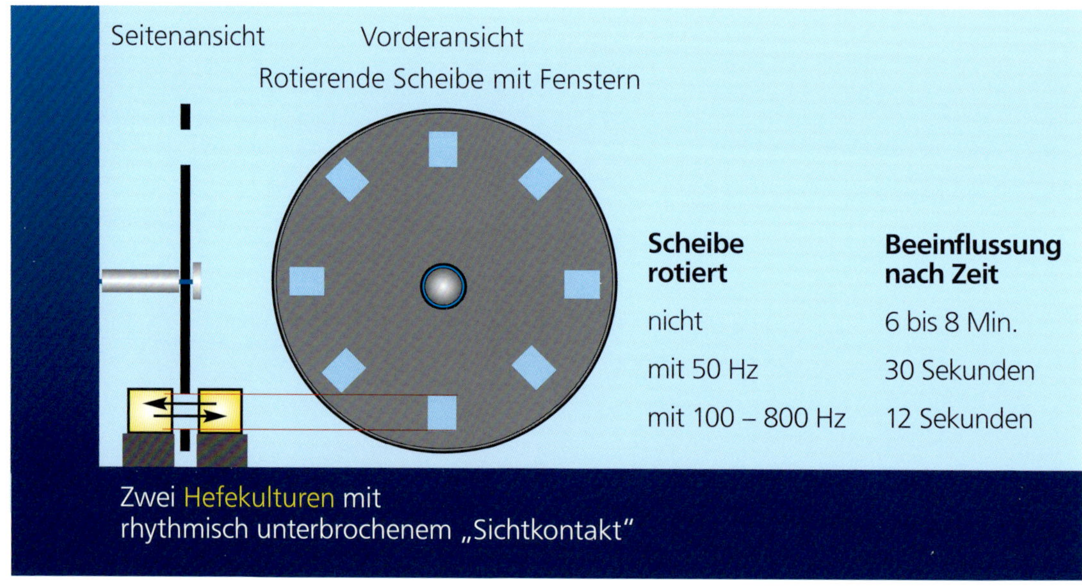

Umsetzung in die Praxis – *OptiSanPro und OptiSanHome*

Viele naturheilkundlich orientierte Therapeuten wissen um die großen Vorteile der Anwendung von Farben bei der Gesundheitsvorsorge und bei unterschiedlichsten Symptomen. Zudem finden auch immer mehr medizinische Laien Zugang zu einer ganzheitlichen Sichtweise ihres eigenen körperlichen Wohlergehens. Um beiden Gruppen die Vorteile der Farbbehandlung zugänglich zu machen, wurden zwei handliche Geräte entwickelt. Im neuen ***OptiSanPro*** (Gerät für Therapeuten, siehe Abb. 19) und dem ***OptiSanHome*** (Ausführung für die Anwendung durch medizinische Laien, siehe Abb. 20) sind die bereits beschriebenen biophysikalischen Prinzipien praktisch umgesetzt worden.

Beide Ausführungen besitzen neun verschiedene LEDs (Licht emittierende Dioden), womit allein schon ein großer Bereich des sichtbaren Lichts und ein Teil des infraroten Lichts abgedeckt sind. Neben der Ansteuerung der Einzelfarben, zum Beispiel Türkis oder Gelb, stehen durch unterschiedliche Kombinationen der Intensitäten von Rot, Grün und Blau eine immense Anzahl von verschiedensten Farbnuancen, die das Auge wahrnehmen kann, zur Verfügung. Einige der LEDs besitzen die Möglichkeit, bestimmte Farben mit erhöhter Intensität abzustrahlen. In der einschlägigen Literatur sind viele Beispiele für physiologische Wirkungen zu finden, die mit einer hohen Intensität des Lichts erzielt werden können.

Zur Anwendung wurden unterschiedliche Programme für bestimmte Zustände oder Symptome konzipiert – je nach Anwendungsbereich im ***OptiSanPro*** für die Anforderungen von Therapeuten und im ***OptiSanHome*** für die Verbesserung des allgemeinen Wohlbefindens, das von jedem medizinischen Laien genutzt werden kann. Besondere Aufmerksamkeit und Sorgfalt wurden dabei der Berechnung der fraktalen Komponenten, wie der Lichtintensität und Rhythmen (Impulsdauer und Pausenzeiten), der einzelnen farblichen Leuchtmittel und deren Kombinationen, gewidmet. Trotz der heute vorhandenen hochmodernen Computer waren zur Realisierung dieser Programme viele Tage reiner Rechenzeit erforderlich.

Ein moderner Mikroprozessor steuert die eingespeicherten Programme, die zum Teil aus Hunderten von verschiedensten Rhythmen bestehen. Die eingesetzten LEDs reagieren zeitgerecht auf die unterschiedlichsten Kombinationen von Lichtimpulsen, die durch entsprechende Pausenzeiten unterbrochen sind.

Die Photonen des ***OptiSanPro*** – und auch des ***OptiSanHome*** – haben eine ähnliche Wirkung auf den lebenden Organismus wie die Biophotonen des in Abb. 18 beschriebenen Experiments. Beide OptiSan-Geräte besitzen aufgrund der vorhandenen Vielfalt der Leuchtmittel allerdings eine weit größere Frequenz- und Farbenvielfalt. Die große Farbenvielfalt ist gleichbedeutend mit einer großen Photonenvielfalt, die, kombiniert mit den Rhythmen, die mit den gespeicherten Programmen verbunden sind, effektive Anwendungen ermöglichen.

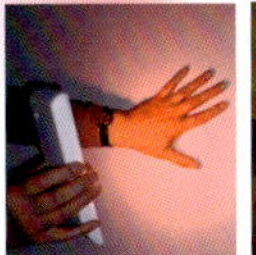
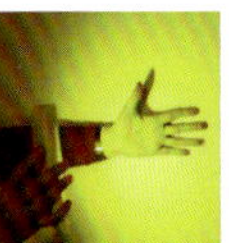
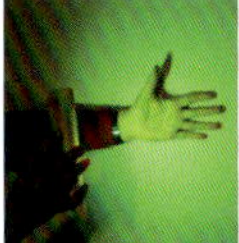
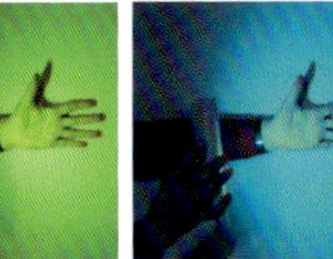

Abb. 19:
OptiSanPro

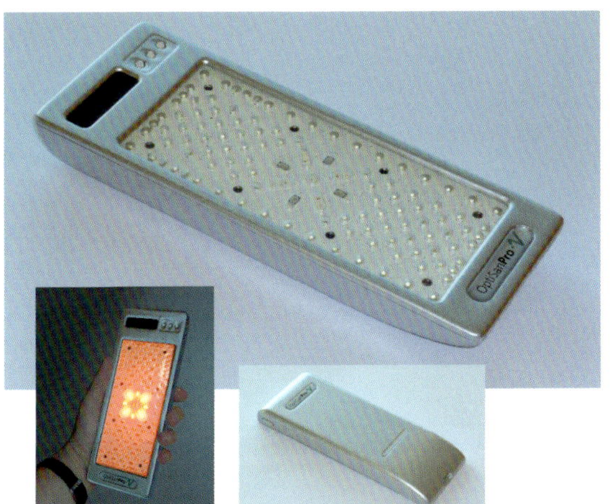

Abb. 20:
OptiSanHome

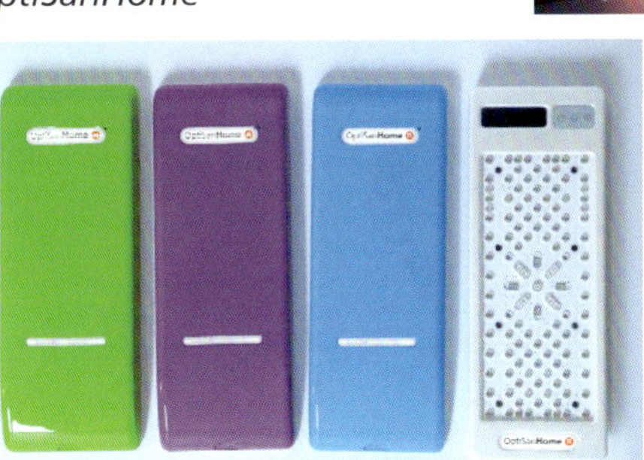

Referenzliste

A

Alster TS et al. *Improvement of postfractional laser erythema with light-emitting diode photomodulation*. Dermatol Surg. Vol. 35(5):813-5, May 2009.

Ammad S et al. *An assessment of the efficacy of blue light phototherapy in the treatment of acne vulgaris.* J Cosmet Dermatol. Vol. 7(3):180-8, Sep 2008.

B

Barolet D et al. *Light-emitting diodes (LEDs) in dermatology.* Semin Cutan Med Surg. Vol. 27(4):227-38, Dec 2008.

Bersani G et al. *Pilot study of light therapy and neurocognitive performance of attention and memory in healthy subjects.* Psychol Rep. 2008 Feb;102(1):299-304.

C

Caetano KS et al. *Phototherapy Improves Healing of Chronic Venous Ulcers.* Photomed Laser Surg. 2009 Jan 16.

Corazza AV et al. *Photobiomodulation on the angiogenesis of skin wounds in rats using different light sources.* Photomed Laser Surg. Vol. 25(2):102-6, Apr 2007..

D

Dall Agnol MA et al. *Comparative analysis of coherent light action (laser) versus non-coherent light (light-emitting diode) for tissue repair in diabetic rats.* Lasers Med Sci. 2009 Feb 24.

De Sousa AP et al. *Laser and LED phototherapies on angiogenesis.* Lasers Med Sci. 2012 Aug 25.

Dijk DJ, et al. *Light treatment for sleep disorders: consensus report. II. Basic properties of circadian physiology and sleep regulation.* J Biol Rhythms. 1995 Jun;10(2):113-25.

Doshi-Mehta G, et al. *Efficacy of low-intensity laser therapy in reducing treatment time and orthodontic pain: a clinical investigation.* Am J Orthod Dentofacial Orthop. 2012 Mar;141(3):289-97.

E

Eberhardt L. *Heilkräfte der Farben.* Drei Eichen Verlag, 2002.

Esper MA et al. *The effect of two phototherapy protocols on pain control in orthodontic procedure – a preliminary clinical study.* Lasers Med Sci. 2011 Sep;26(5):657-63..

F

Fahey CD, et al. *Circadian rhythm sleep disorders and phototherapy.* Psychiatr Clin North Am. 2006 Dec;29(4):989-1007.

Fels D. *Cellular Communication through Light.* PLoS ONE 4(4):2009 e5086. doi:10.1371/journal.pone.0005086.

Folta, K.M. et al. *Light as a Growth Regulator: Controlling Plant Biology with Narrow-bandwidth Solid-state Lighting Systems.* HORTSCIENCE VOL. 43(7) DECEMBER 2008.

Friedman L et al. *Brief morning light treatment for sleep/wake disturbances in older memory-impaired individuals and their caregivers.* Sleep Med. 2012 May;13(5):546-9.

G

Gooley JJ. *Treatment of circadian rhythm sleep disorders with light.* Ann Acad Med Singapore. 2008 Aug; 37(8):669-76.

Goldberg DJ et al. *Combination blue (415 nm) and red (633 nm) LED phototherapy in the treatment of mild to severe acne vulgaris.* J Cosmet Laser Ther. Vol. 8(2): 71-5, Jun 2006.

K

Karu TI et al. *Exact action spectra for cellular responses relevant to phototherapy.* Photomed Laser Surg. Vol. 23(4):355-61, Aug 2005.

Khalil HK. *Nonlinear Systems*. Prentice Hall Upper Saddle River, N.J. (1996).

Kiontke S. *Physik biologischer Systeme* 2006/2012.

L

Lim W et al. *The anti-inflammatory mechanism of 635 nm light-emitting-diode irradiation compared with existing COX inhibitors.* Lasers Surg Med. Vol. 39(7):614-21, Aug 2007.

Lubart R et al. *Low-energy Laser Irradiation Promotes Cellular Redox Activity.* Photomed Laser Surg. Bd. 23(1): 3 - 9, Feb. 2005.

Lurie SJ et al. *Seasonal affective disorder.* Am Fam Physician. 2006 Nov 1;74(9):1521-4.

M

Macaluso P. *Le ragioni di Sciascia, Cronaca di un nobel mancato*, Racalmuto (AG), Ed. Malgrado Tutto, 2007.

Menon Y et al. *Reversal of brain dysfunction with UV-A1 irradiation in a patient with systemic lupus.* Lupus. 2003;12(6):479-82.

Michalon M et al. *Effects of light therapy on neuropsychological function and mood in seasonal affective disorder.* J Psychiatry Neurosci. 1997 Jan;22(1):19-28.

N

Naeser MA et al. *Improved cognitive function after transcranial, light-emitting diode treatments in chronic, traumatic brain injury: two case reports.* Photomed Laser Surg. 2011 May;29(5):351-8.

O

Ozcelik O et al. *Improved wound healing by low-level laser irradiation after gingivectomy operations: a controlled clinical pilot study.* J Clin Periodontol. 2008 Mar;35(3):250-4.

P

Popp FA et al. *Biophoton Emission.* Modern Physics Letters B, 21&22 (1994), 1269-1296

Postolache TT et al. *Circadian phase shifting, alerting, and antidepressant effects of bright light treatment.* Clin Sports Med. 2005 Apr;24(2):381-413, xii.

S

Schindl A et al. *Direct stimulatory effect of low-intensity 670 nm laser irradiation on human endothelial cell proliferation.* British Journal of Dermatology. 148(2):334-336, February 2003.

Schmitz M et al. *Sleep quality during alcohol withdrawal with bright light therapy.* Prog Neuropsychopharmacol Biol Psychiatry. 1997 Aug;21(6):965-77.

Shirani AM et al. *Low-level laser therapy and myofacial pain dysfunction syndrome: a randomized controlled clinical trial.* Lasers Med Sci. 2008 Nov 12.

Silveira PCL et al. *Evaluation of mitochondrial respiratory chain activity in muscle healing by low-level laser therapy.* J Photochem Photobiol B. 2009 May 4;95(2):89-92.

Sträter B. *Untersuchung der Wirksamkeit der seriellen Anwendung von polarisiertem, sichtbarem Licht bei leichter bis mittelschwerer Akne vulgaris in Abhängigkeit von unterschiedlichen Expositionszeiten.* Dissertation Berlin 2009.

T

Takemiya A et al. *Phototropins Promote Plant Growth in Response to Blue Light in Low Light Environments.* Plant Cell. 2005 April; 17(4): 1120–1127.

Tremblay JF et al. *Light-emitting diode 415 nm in the treatment of inflammatory acne: an open-label, multicentric, pilot investigation.* J Cosmet Laser Ther. Vol. 8(1):31-3, Apr 2006.

V

Van Someren EJ et al. *Indirect bright light improves circadian rest-activity rhythm disturbances in demented patients.* Biol Psychiatry. 1997 May 1;41(9):955-63.

Vázquez M., Hanslmeier A. *Ultraviolet Radiation in the Solar System*, Springer Netherland, 2005.

W

Waynant R and Tata BD (Editors). *Proceedings of Light-Activated Tissue Regeneration and Therapy Conference.* Springer 2008, ISBN: 9780387718088.

Wever R. *Über die Beeinflussung der circadianen Periodik des Menschen durch schwache elektromagnetische Felder.* Zeitschrift für vergleichende Physiologie 56, 111–128 (1967).

Abbildungsnachweis

Abbildungen von Shutterstock.com:
Abb. S. 5 ganz oben,
3 Abb. auf S. 14 (Apfel, Kind, Cockpit),
3 Abb. auf S. 15 (Rose, Farn, Holzstapel)
Abb. S. 16,
2 Abb. auf S. 19 oben,
Abb. auf S. 19 ganz unten von Jeremy Richards,
2 Abb. auf S. 24,
1 Abb. auf S. 25,
1 Abb. auf S. 26

Alle anderen Abbildungen von VITATEC

Glossar

A

Absorption
[lat. *absorptio* „Aufsaugung"] Das In-sich-Aufnehmen von etwas.

Absorptionsmaxima
[lat. *absorptio* „Aufsaugung"] Das höchstmögliche Maß an Absorption.

additiv
[lat. *additivum* „hinzugegeben, beiliegend"] Stoffe, die Produkten in geringen Mengen zugesetzt werden, um bestimmte Eigenschaften zu erreichen oder zu verbessern. Auch Hilfs- oder Zusatzstoffe genannt.

Aminosäure
[arab. *amino-* „zu den Aminen gehörend"] Jegliche große Anzahl von Verbindungen, die in lebenden Zellen zu finden sind, die Kohlenstoff, Sauerstoff, Wasserstoff und Stickstoff beinhalten, die zusammengesetzt Proteine bilden. Zwanzig der natürlich vorkommenden Aminosäuren bilden die Grundbestandteile von Proteinen, die sie formen, indem sie in Ketten miteinander verbunden sind. Acht dieser zwanzig werden essentielle Aminosäuren genannt und können nicht in menschlichen Zellen synthetisiert werden, müssen also z.B. durch Nahrungsaufnahme zugeführt werden. Die übrigen zwölf heißen nicht-essentielle Aminosäuren und können vom Organismus selbst hergestellt werden. Es gibt in der Natur jedoch mehrere Hundert weiterer Aminosäuren, die dabei keine Rolle spielen.

Anämie
(umgssp.: Blutarmut) Verminderung der Hämoglobin-Konzentration im Blut unter die altersentsprechende Norm, wodurch die Sauerstoff-Transportkapazität des Blutes herabgesenkt wird (Hämoglobin ist ein Sauerstoff tragendes Protein, das sich in den roten Blutzellen befindet).

Angina pectoris
Anfallartiger Schmerz in der Brust, der durch eine vorübergehende Durchblutungsstörung des Herzens ausgelöst wird. Meist beruht diese auf einer Engstelle eines oder mehrerer Herzkranzgefäße.

Anode
[gr. *ánodos* „Aufstieg", „Weg nach oben"] positiv geladene Elektrode (Pluspol) in einer elektrolytischen Zelle; Gegenelektrode zur Kathode.

antioxidativ
Chemischer Vorgang, der eine unerwünschte Oxidation anderer Substanzen gezielt verhindert.

Arteriosklerose
[gr. *artēría*, zu: *aeírein* „anbinden"] Ablagerung von Fett, Thromben (Blutpfropfen), Bindegewebe und Kalk in den Blutgefäßen. Wörtlich übersetzt heißt Arteriosklerose „bindegewebige Verhärtung der Schlagadern". (siehe auch „Sklerose")

Attraktoren
[lat. *ad trahere* „zu sich hin ziehen"] Bezeichnung für den Endzustand eines dynamischen Systems bei Ablaufen eines evolutionären Prozesses (z.B. der Endpunkt bei der Bewegung eines Pendels).

Autonomes Nervensystem
Teil des Nervensystems, der weitgehend der willkürlichen Kontrolle entzogen ist, sich „autonom" verhält.
Es kontrolliert lebenswichtige Funktionen wie Atmung, Verdauung und Stoffwechsel, beeinflusst aber auch einzelne Organe oder Organsysteme.

B

Benzo(a)pyren, Benzo(e)pyren
[gr. *pyroũn* „brennen"] Krebs erzeugende Kohlenwasserstoffe, die bei der unvollständigen Verbrennung von organischen Stoffen entstehen, z.B. in Auto- und Industrieabgasen, aber auch in geringen Mengen in Grillprodukten, die über Holzkohle oder Kiefernzapfen zubereitet wurden. Spuren davon kommen im Boden, Gemüse und Getreide vor.

biochemisch
Der Begriff Biochemie bezeichnet die Lehre, die sich mit den chemischen Grundlagen biologischer Vorgänge und Funktionsweisen beschäftigt.

Biophotonen
[gr. *phōtos* „Licht"] Lichtteilchen, die spontan und fortwährend durch lebende Zellen ausgesendet werden.

Bronchialkatarrh
[gr. *brógchos* „Luftröhre, Kehle" und altgr. katarrhein „herunterfließen"] Entzündung der Schleimhäute der röhrenförmigen Luftwege in der Lunge, bei der vermehrtes schleimiges oder schleimig-eiteriges Sekret auf die Schleimhautoberfläche abgesondert wird.

C

Cerebralsklerose
[lat. *zerebrum* „Gehirn"] Sammelbezeichnung für schwere Durchblutungsstörungen des Gehirns, die meist auf einer Arterienverkalkung beruhen. (siehe auch „Sklerose")

Chromatid
[gr. *chrõma* „Farbe" und *-ides* „Abkömmling von..." („Abkömmling von etwas Anfärbbarem"); siehe auch „Chromosom"] Chromosomenspalthälfte, aus der bei der Zellteilung das Tochterchromosom entsteht

Chromatin
[gr. *chroma* „Farbe"] Material, aus dem die Chromosomen bestehen. Es handelt sich um einen Komplex aus DNA und speziellen Proteinen.

Chromosom
[gr. *chrõma* „Farbe" und *sõma* „Körper" („anfärbbares Körperchen")] In jedem Zellkern in verschiedener Anzahl und Gestalt vorhandenes, das Erbgut tragende, fadenförmiges Gebilde.

Coronarsklerose
[lat. coronarius „zum Kranz gehörend"] Chronische Erkrankung des Herzens, die durch eine Verhärtung der Herzkranzgefäße ausgelöst wird und Durchblutungsstörungen des Herzmuskels nach sich ziehen kann. (siehe auch „Sklerose")

Cytochrom-c-Oxidase
Ein Enzym der Atmungskette in den Mitochondrien, auch als Komplex IV bekannt. Es empfängt energiereiche Elektronen von Cytochrom-c, daher die Bezeichnung Cytochrom-c-Oxidase. Cytochrome absorbieren Licht im sichtbaren Bereich.

D

Detektor
[lat.: *detector* „Offenbarer"]
1. Technik:
Gerät zum Nachweis oder Anzeigen nicht unmittelbar zugänglicher bzw. wahrnehmbarer Stoffe oder Vorgänge.
2. Funktechnik:
Einfachste Form des Empfängers.

Diarrhoe
[gr. diárrhoia „Durchfluss", dt. Durchfall] So bezeichnet man mehr als drei Entleerungen eines zu flüssigen Stuhls pro Tag. Sie ist ein Symptom und keine eigenständige Krankheit.

Diffusion
Das Vermischen von Stoffen, die miteinander in Berührung stehen, durch ihre zufällige Eigenbewegung. Durch das Vermischen kommt es schließlich zu einer gleichmäßigen Verteilung der Teilchen, einem Konzentrationsausgleich.

Dimension
[lat. *dimensio* „Aus-, Abmessung, Ausdehnung"] Ausmaß im Hinblick auf seine räumliche, zeitliche oder begriffliche Erfassbarkeit.

Dischromatose
Nichtoptimaler Körperzustand, der dadurch entsteht, dass der Körper unharmonischen Farbzusammenstellungen ausgesetzt wird. (siehe auch „Chromatin" und „-ose")

Dreidimensionaler geometrischer Raum
ist der uns bekannte Raum in dem die Abmessungen der Gegenstände durch Länge, Breite und Höhe angegeben werden können

Dynode
Eine Elektrode aus einer Serie von Einzelelektroden in einem Photovervielfacher. Sie erfüllt sowohl die Eigenschaften einer Kathode als auch die einer Anode, da sie Elektronen emittiert und absorbiert.

E

Ein-Chromatid-Chromosom
Chromosom, das nur aus einem Chromatid besteht.

elektromagnetisch
Siehe Elektromagnetismus.

Elektromagnetismus
Der Elektromagnetismus ist eine der vier grundlegenden Wechselwirkungen in der Natur. Er kann sich sowohl als elektrische als auch als magnetische Phänomene manifestieren, weil diese miteinander verknüpft sind.

emittieren
[lat. *emittere* „abziehen lassen, entsenden"]
Physik: abstrahlen, aussenden

endo-
[gr. *éndon* „innen, innerhalb"]
Als Vorsilbe: innen, innerhalb.

Endokrinum
[gr. *éndon* „innen, innerhalb" und gr. *krínein* „trennen"]
Gesamtheit aller hormonbildenden Drüsen des Körpers.

endokrinologisch
Die Endokrinologie (Wissenschaft der Hormone) betreffend. (siehe auch „Endokrinum")

energetisiert
Mit Energie aufgeladen.

Euchromatin, Euchromatose, euchromatisch
Euchromatin ist der Hauptteil des Chromosoms.
Im Euchromatin befinden sich die meisten Gene und fast die gesamte Genaktivität. Es beschreibt den Feinaufbau von Chromosomen. Die Endung „-ose" bedeutet in diesem Fall eine degenerative Veränderung.

Expansion
[lat. *expandere*] Ausdehnung im räumlichen oder übertragenen Sinn.

F

Flavonoide
Gruppe sekundärer Pflanzenstoffe, die in Pflanzen und somit auch in der menschlichen Nahrung vorhanden sind. Ihnen werden besonders antioxidative Eigenschaften zugeschrieben. Viele flavonoidhaltige Pflanzen werden medizinisch genutzt. Zu ihnen gehört ein Großteil der Blütenfarbstoffe.

Fragment
Bruchstück, etwas Unvollständiges.

Fraktal
Mathematik: a) geometrisches oder mathematisches Gebilde, dessen Form oder Struktur sich sowohl im größeren als auch im kleineren Maßstab immer und immer wieder wiederholt; b) geometrisches Gebilde, dessen (selbstähnliche) Form man innerhalb des Gebildes in kleinerem Maßstab immer wieder entdecken kann. Auch die Natur scheint sich des Öfteren der fraktalen Geometrie zu bedienen. So zeigt z.B. ein Blumenkohl, die Verästelung eines Baums oder ein Farnblatt eindeutig fraktale Eigenschaften. Genauso wie [ähnliche] Bewegung innerhalb von Bewegung die Charakteristik des materiellen Universums umschreibt, so umschreibt (ähnliche) Form innerhalb von Form die Charakteristik eines Fraktals.

Frequenz
Anzahl der vollständigen Schwingungen pro Sekunde.

H

Headsche Zonen
Die Headschen Zonen verdanken ihren Namen ihrem Entdecker Dr. Sir Henry Head. Sie sind bestimmte Hautareale des Oberkörper- und Rückenbereiches mit reflektorischer Verbindung zu inneren Organen. So kann die entsprechende Zone des Hautareals eines erkrankten inneren Organs schmerzen.

hyper-
[gr. *hypér-* „über-"] Drückt als Vorsilbe eine Verstärkung aus; über, übermäßig, übertrieben.

Hyperchromatose
Nichtoptimaler Körperzustand, der durch eine Überladung mit Farben entsteht. (siehe auch „Chromatin" und „-ose")

Hypertonie
[gr. *hypér-* „über-" und gr. *tónos, teínein* „(an)spannen, dehnen", dt. Bluthochduck] In der Medizin die Erhöhung eines Drucks oder einer Spannung über die Norm hinaus; bezeichnet einen dauerhaft und situationsunabhängig zu hohen Blutdruck

Hyperthyreose
[gr. *hypér-* „über-" und gr. *thyreós* „Schild"] Medizinischer Fachausdruck für eine Überfunktion der Schilddrüse, die sich z.B. in Form von Unruhe, Nervosität, Erregung, Überaktivität, Schlafstörungen oder Gewichtsverlust mit großem Appetit zeigt.

Hyperventilation
[gr. *hypér-* „über" und lat. *ventilare* „fächeln"] Eine z.B. durch Stress oder Angstgefühle ausgelöste vertiefte und/oder beschleunigte Atmung, wodurch die Zellen den Sauerstoff schlechter aus dem Blut aufnehmen können und die Austauschvorgänge gestört werden bzw. die Konzentration an freiem Calcium im Blut sinkt. Die typischen Symptome sind z.B.: Atemnot trotz schneller Atmung, „Ameisenlaufen" und Kribbeln in Händen und Füßen sowie im Mundbereich, Taubheitsgefühl in Armen und Beinen, Verkrampfungen, Zittern, Schwindel, etc.

Hypochromatose
Nichtoptimaler Körperzustand, der bei Farbmangel entsteht. (siehe auch „Chromatin" und „-ose")

I

Infrarot
Teil des elektromagnetischen Spektrums mit Wellenlängen größer als die des roten Lichts (ca. 780 nm) bis zu etwa 1 mm.

Insuffizienz
[spätlat. *insufficientia*] In der Medizin: eine Funktionsschwäche bzw. ungenügende Leistungsfähigkeit einer Körperfunktion, eines Organs oder eines Organsystems.

Interphase
Zeitraum zwischen der letzten und der nächsten Zellkernteilung.

-itis
[gr. *-ítida*] Diese Endung bezeichnet meist eine entzündliche Krankheit.

K

Katarakt
oder „grauer Star"; bezeichnet eine Trübung der Augenlinse. Die getrübte Linse kann in den meisten Fällen operativ durch ein künstliches Linsenimplantat ersetzt werden.

Kathode
[gr. *katá* „herab, abwärts" und *hodós* „Weg"] Negativ geladene Elektrode (Minuspol) in einer elektrolytischen Zelle; Gegenelektrode zur Anode.

Klimakterium
[gr. *klimaktér* „Stufenleiter, kritischer Zeitpunkt im Leben", dt. Wechseljahre] Bei Frauen die mehrere Jahre andauernde Übergangsphase von der Zeit der Geschlechtsreife bis zum Erlöschen der entsprechenden Hormonproduktion, die meist um das 45. Lebensjahr beginnt.

Kontraktion
[lat. *con* „zusammen" und *trahere* „ziehen"] Physikalisch bedingtes Verkürzen oder Schrumpfen.

L

Leukozyten
[gr. *kýtos* „Höhlung, Wölbung“, dt. weiße Blutkörperchen] Hiermit bezeichnet man Zellen des menschlichen Blutes, die keinen Blutfarbstoff tragen.

Lichtakzeptor
(lat. *acceptor* „Empfänger“] Stoff oder Körper, der Licht absorbiert.

Lichtexposition
[lat. *expositio* „Darlegung, Entwicklung“] Ausmaß, in dem etwas dem Licht ausgesetzt ist

M

mehrdimensional
Auf der Ausdehnung, Entfaltung in mehrere Dimensionen beruhend.

Melanine
[gr. *mèlas* „schwarz“] Rötliche, braune oder schwarze Pigmente, die die Färbung der Haut, Haare, Federn und Augen bewirken.

Melatonin
[gr. *mèlas* „schwarz“ und gr. *tónos, teínein* „(an)spannen, dehnen“] Ein Hormon, das fast ausschließlich nachts produziert wird (den Stoffwechsel senkt) und damit den Tag-Nacht-Rhythmus des Körpers steuert.

Meridiane
Kanäle, in denen gemäß der Traditionellen chinesischen Medizin (TCM) die Lebensenergie fließt.

Meridian-Funktionskreise
Ein Denkmodell aus dem Bereich der Verhaltensforschung, das den in sich geschlossenen Zusammenhang von Umwelteigenschaften und Reaktionsauslösung beinhaltet. In der Traditionellen chinesischen Medizin (TCM) werden funktionelle Einheiten mit den Namen von Organen bezeichnet. Ihnen werden jeweils eine Körperschicht, ein Sinnesorgan, ein innerer krank machender Faktor (eine Emotion), ein äußerer krank machender Faktor (Witterungseinflüsse) und anderes zugeordnet.

Mikroorganismen
Mikroskopisch kleine Lebewesen (Organismen), die als Einzelwesen mit bloßem Auge meist nicht erkennbar sind, z.B. Bakterien, viele Pilze, mikroskopische Algen usw. Einige sind für die Ernährung von Bedeutung, andere sind Erreger von Infektionskrankheiten.

Mikroprozessor
Standardisierter Baustein eines Computers aus mehreren internen Funktionseinheiten, der Rechen- und Steuerfunktion in sich vereint.

N

Nanometer
Ein metrisches Längenmaß, mit dem Wellenlängen von Licht angegeben werden. Ein Milliardstel Meter = 0,000000001 m entspricht einem Nanometer, Symbol: nm.

O

Oberbauchorgane
Die Organe in der Bauchregion zwischen Rippenbogen und Bauchnabel. Dieser Bereich wird auch als Oberbauch (oder auch „Magengrube“) bezeichnet. Dazu gehören: Magen, Zwölffingerdarm, Leber, Gallenblase und Gallenwege, Bauchspeicheldrüse und Milz sowie Teile des Dick- und Dünndarms und die Hauptschlagader.

-ose
Diese Endung bezeichnet in der Medizin meist eine nicht-entzündliche, auch parasitäre Erkrankung oder eine Zustandsveränderung, beispielsweise eine Degeneration.

Ovarien
[lat. *Ovarium*, dt. Eierstock] Die weiblichen Keimdrüsen, in denen die Eizellen ausgebildet und Geschlechtshormone gebildet werden.

Oxidation
Reaktion, Verbindung eines chemischen Elements oder einer chemischen Verbindung mit Sauerstoff; Vorgang, bei dem ein chemisches Element oder eine chemische Verbindung Elektronen abgibt, die von einer anderen Substanz aufgenommen werden.

P

Pankreas
[gr. *pánkreas*, *pán* „alles", *kréas* „Fleisch"; dt. Bauchspeicheldrüse] Ein quer im Oberbauch liegendes Drüsenorgan, das Verdauungsenzyme und Hormone produziert.

Parathyreoidea
[gr. *pará* „neben, entlang, (ent)gegen" und gr. *thyreós* „Schild"; dt. Nebenschilddrüsen] Vierfach angelegte endokrine Organe, die eine entscheidende Rolle bei der Regulation des Calciumhaushaltes spielen.

pathogen
[gr. *pathos* „Leiden, Leidenschaft" und *gene* „Produzent"] Alles, was Krankheit produzieren kann.

Photobiomodulation
Medizinischer Begriff für verschiedene therapeutische Techniken, die Laserlicht (niedriger Intensität) zur Schmerzentlastung und Wundheilung beinhalten.

Photokathode
oder Fotokathode: Detektor für Photonen, der unter Ausnutzung des äußeren photoelektrischen Effektes auftreffende Photonen in freie Elektronen umsetzt.

Photonen
[gr. *phōtos* „Licht"] Photonen oder Lichtteilchen sind die Quanten (kleinste Einheiten), woraus die elektromagnetische Strahlung besteht.

Photoreparatur
[gr. *phōtos* „Licht"] Bis heute können Wissenschaftler das Phänomen der Photoreparatur nicht erklären, doch es lässt sich nicht bestreiten: Bei biologischen Laborexperimenten wurden Zellen so stark mit UV-Licht bombardiert, dass sie zu 99 Prozent zerstört wurden. Man konnte die Schäden innerhalb eines Tages fast vollständig reparieren, wenn man die Zellen mit derselben Wellenlänge, jedoch wesentlich geringerer Intensität bestrahlte.

Photosynthese
[altgr. *phōs* „Licht" und sýnthesis „Zusammensetzung"] oder Fotosynthese. Bezeichnet die Erzeugung von energiereichen Stoffen aus energieärmeren Stoffen mithilfe von Lichtenergie. Sie wird von Pflanzen, Algen- und einigen Bakteriengruppen betrieben.

physiologisch
[gr. *physis* „Natur"] Natürlich oder den normalen Lebensvorgängen entsprechend.

Pigment
[lat. pigmentum „Farbe, Schminke"] Farbgebende Substanzen.

Planetoide
Kleine Objekte, die sich auf Umlaufbahnen um die Sonne bewegen und größer als Meteoroiden, aber kleiner als Zwergplaneten sind.

Pneumonie
[gr. *pneûma* „Hauch, Lufthauch, Wind, Duft, Klang", dt. Lungenentzündung] Entzündung des Lungengewebes aufgrund von Bakterien, Viren, Pilzen, Parasiten, Giften oder anderen Faktoren.

Prisma
[spätlat. *prisma* „das Zersägte, Zerschnittene"] Lichtdurchlässiger und lichtbrechender* Körper aus Glas o. Ä. mit mindestens zwei zueinander geneigten, meist ebenen Flächen (*Licht, das auf diesen Körper trifft, wird in die Farben des Regenbogens aufgespalten: Rot, Orange, Gelb, Grün, Blau, Indigo und Violett.).

Psychopharmakon
Ein auf die Psyche einwirkendes Arzneimittel.

Q

Quanten
[lat. *quantum* „wie groß, wie viel"] Kleinstmögliche Einheit einer physikalischen Größe; besonders in einer Wellenstrahlung als Einheit auftretende kleinste Energiemenge. (siehe auch „Photonen")

Quantisierung, quantisieren
1. Signalverarbeitung:
Umsetzung eines analogen Signals in ein digitales.
2. Physik:
Übergang von klassischer Physik zu Quantenmechanik.

R

Rachitis
[gr. *rhachis* „Wirbelsäule") Erkrankung des wachsenden Knochens mit gestörter Mineralisation der Knochen und Desorganisation der Wachstumsfugen bei Kindern. Zu den Symptomen gehören neben Wachstumsstörungen mit Verformungen der Knochen insbesondere Auftreibungen der Knorpel-Knochen-Grenzen an den Wachstumsfugen.

Replikation
Vervielfältigung, z.B. die des Erbinformationsträgers (DNA) einer Zelle.

Repelloren
[lat. *repellere* „Repuls, Ab-, Zurückstoßung") Bezeichnung für einen besonders „unattraktiven" Zustand eines dynamischen Systems, von dem sich die Systemdynamik möglichst schnell wieder zu entfernen sucht.

Retina
[lat. *rete* „Netz", dt. Netzhaut) Gewebsschicht, die das Innere des Auges wie eine Tapete auskleidet. Sie ist der sensorische Bereich des Auges und dient der Wahrnehmung von Lichtreizen.

S

sedieren
[lat. *sedare* „beruhigen") Dämpfen von Funktionen des zentralen Nervensystems durch ein Beruhigungsmittel („Sedativum" oder „Sedativ").

Serumbilirubin
Bilirubin (dt. Gallenfarbstoff) befindet sich im Serum des Blutes und ist ein Abbauprodukt des Hämoglobins (dt. Blutfarbstoff). Es hat eine gelb-bräunliche Farbe. Das Gesamtbilirubin im Blut ist ein wichtiger Laborparameter zur Erfassung von Störungen des Bilirubin-Stoffwechsels und gibt damit Auskunft z.B. über mögliche Erkrankungen der Leber oder Störungen des Galleabflusses.

simultan
[lat. *simul* „zeitgleich, zugleich") Zur gleichen Zeit mit etwas anderem ablaufend.

Simultankontrast
Wechselwirkung von nebeneinanderliegenden Farbflächen. Beschreibt die Veränderung der Farbwirkung durch andere Farben (z.B. helle Farbe auf dunklem Hintergrund). Betrachten wir gleichzeitig mehrere Farben, die aneinander grenzen, entsteht der Simultankontrast.

Sklerose
[gr. *skleros* „hart") Krankhafte Verhärtung von Organen oder Geweben.

Solarplexus
[lat. *sol* „Sonne" und *plectere* „flechten", dt. Sonnengeflecht] Befindet sich am Übergang vom Brustkorb zur Magengrube und ist ein autonomes Geflecht von Nervenfasern. Er leitet Informationen weiter, die bestimmte Funktionen von inneren Organen (u. a. Magen und Darm) regulieren.

subtraktiv
[lat. sub „unter" und trahere „ziehen, schleppen"] Alles was bearbeitend im Sinne von abschaben, abschlagen, entfernen ist oder im übertragenen Sinn auch wegnehmen.

Subtraktive Farbmischung
Bei der subtraktiven Farbmischung wird Licht verschiedener Farben durch Farbfilter ausgeblendet (subtrahiert) oder durch Pigmente absorbiert und damit ebenfalls vom ursprünglich vorhandenen Licht subtrahiert. Das restliche Licht bildet beim Überlagern oder Vermengen eine Mischfarbe. Die Grundfarben der subtraktiven Farbmischung sind Gelb, Rot und Blau.

Syntheserate
[altgr: *sýnthesis* „Zusammensetzung, Zusammenfassung, Verknüpfung" und lat. *rata* „berechnet(er Anteil)") Rate, mit der eine neue Substanz aus den Anfangsbestandteilen entsteht.

T

Testis
[lat.: *testiculus*, von *testis* „Zeuge", dt. Hoden) Männliche Keimdrüsen

Tetanieneigung
[gr. *tétanos* „Spannung") In der Medizin das klinische Zeichen einer Störung der Motorik (krampfartig) und der Sensibilität (Kribbeln) als Zeichen einer Übererregbarkeit der Nerven und Muskeln. Im Extremfall handelt es sich um einen schmerzhaften Muskelkrampf.

Thymusdrüse
Die Thymusdrüse liegt hinter dem Brustbein und ist maßgeblich am Aufbau des Immunsystems beteiligt bzw. unterstützt das Wachstum sowie den Knochenstoffwechsel. In ihr werden die T- und die B-Lymphozyten gebildet, d.h. Abwehrzellen, die im Blutkreislauf zirkulieren und körperfremde Erreger vernichten. Sie wächst im Kindesalter bis zur Geschlechtsreife und bildet sich dann zurück.

Thyroidea
[gr. *thyreós* „Schild"; dt. Schilddrüse] Wichtige Hormondrüse des menschlichen Körpers.

Tonsillitis
[lat. *tonsillae* „Mandeln (im Hals), Speicheldrüsen" und gr. *-ítida*], dt. Rachenmandelentzündung) Bezeichnung für eine meist durch Bakterien verursachte Entzündung der Rachenmandeln.

Toxine
[lat. *toxicum* „Gift", althd. *gift* „das Geben, Gabe") Substanzen, die Organismen schädigen, indem sie die Stoffwechselabläufe stören. Sie können zu akuten oder chronischen Vergiftungen oder anderen Krankheitsbildern führen.

Tyrosin
Tyrosin ist in seiner natürlichen L-Form eine nicht-essentielle α-Aminosäure, die in den meisten Proteinen vorkommt („proteinogen").

U

Ultraviolettes Licht (UV-Licht)
Elektromagnetische Strahlung im Wellenlängenbereich ab etwa 380 nm bis hinunter zu etwa 1 nm.

Ulcera
Plural von Ulcus [lat. ; dt. Geschwür] In der Medizin ein „tief liegender Substanzdefekt" der Haut oder einer Schleimhaut, der infektiöser oder immunologischer Herkunft ist.

W

Wellenlänge
Räumlicher Abstand zweier aufeinanderfolgender Wellenmaxima.

Z

zirkadian
[lat. *circa* „um (herum), ungefähr" und gr. *rhythmós* „Rhythmus"] So nennt man die Schwankungen von Körperfunktionen, die durch den Tag-Nacht-Wechsel oder hormonelle Einflüsse gesteuert werden.

Zwei-Chromatid-Chromosom
[gr. *chrõma* „Farbe" und *-ides* „Abkömmling von..." („Abkömmling von etwas Anfärbbarem"); siehe auch „Chromosom"] Chromosom, das aus zwei identischen Chromatiden, den sog. Schwesterchromatiden, besteht. (siehe auch „Chromatid" und „Chromosom")

Impressum

1. Auflage (für den Buchhandel) 2013

Gestaltung und Gesamtbearbeitung: Margit Eberlein

Druck: Gaensslen GmbH, Naila

Verlag:
VITATEC Verlagsgesellschaft
Am Schlichtfeld 2
82541 Münsing

ISBN: 978-3-9811885-2-3